だいわ文庫

1分で頭が空っぽになる
マントラ呼吸法

深堀真由美

大和書房

はじめに――ぐちゃぐちゃな頭をスッキリさせる

瞑想より簡単、呼吸法より効果的

この本は「1分で頭を空っぽにする」ための方法を紹介します。

みなさんは「マントラ」という言葉を聞いたことがあるかもしれません。

「マントラ呼吸法」とは、ヨガの教えをもとに「ありがとう」「あ・い・う・え・お」の母音などの中庸に近い〝言葉〟をベースにしたマントラを唱えながら、呼吸に意識を集中的に向けていくことで、いろんな考えや雑念でぐちゃぐちゃになった頭の中を空っぽにする方法です。

はじめての人でも瞑想より取り組みやすく、呼吸法と同じように効果的なのがマントラ呼吸法です。

「ヨガをまったく習ったことがない」「ヨガには興味がない」という人でも大丈夫です。

たった1分。時間も場所も選びません。いつ、どんな場所で行っても、マントラと呼吸に意識を集中することによって、雑念や考え事、心配事、イライラなど、意識が混沌《こんとん》した荒い状態から、よりクリアな状態へと自ら働きかけていく対処法的なアプローチなのです。一瞬にしてスッと集中し、頭の中を整理整頓し、スッキリとクリアにすることができるのです。

私たちの頭の中には、常にいろいろな考えが渦巻いています。その中のいくつかは、考えてもしかたのない「雑念」と呼ばれるもの。

「あの仕事うまくいかないなぁ」
「なぜ私だけがいつも損するんだろう」
「職場の人間関係がつらい……」
「余計な一言、言っちゃったかも」
「自分はどう評価されているんだろう」
「あの人から嫌われているかもしれない」
「明日のお弁当めんどうくさい」
「会社に行くのが憂うつだ」

「ママ友と顔合わせたくない」
「また今日も食べすぎてしまった」
「将来が不安……」
「老後はどうなっているんだろう」

などなど――、考え出したらきりがありません。誰にでも、不安や悩みはたくさんあるものです。

でも、考えても答えが出ないことのほうが人生には多いのです。

そんな雑念でぐちゃぐちゃになった頭では、大事なことを考えられません。それどころか整理整頓できていない頭では、何が雑念で、何が大事なことかの仕分けすらできません。

雑念にとらわれていると、雑念が雑念を呼び起こしてさらに混沌とし、私たちは、どうでもいいことばかりを堂々めぐりのように考え込んでしまうのです。

だから、一度、頭の中を空っぽにすることが必要です。

このマントラ呼吸法は、呼吸を整え、マントラを唱えることで、物理的に、意図的に、頭の中を空っぽにする方法です。

雑念や想念で頭がいっぱいになって、何かにとらわれたり（執着）、現実感がなくふわついた状態から、クリアな自分に還る、自分の自然体になる、そういう感じです。

瞬間、瞬間〝空っぽ〟にすることで、よりクリアな自分に還る

1分間のマントラ呼吸で、雑念で詰まった頭の中をクリアにする。マントラ呼吸から離れたら、また雑念が戻ってくるでしょう。それでもかまいません。くり返すことで、瞬間、瞬間をクリアにしていくのです。

そしてある程度、自分のクリアでニュートラルな状態に還ることができたら、今度はマントラという言葉や音の響きを使わずに、そのままの「ある」状態でい

ることができるようになります。
繰り返し瞬間、瞬間〝空っぽ〟になることで、意識が解放され、さらに〝空っぽ〟な状態の自分に繋げていくことができるのです。
この本を手にとった方は〝頭を空っぽ〟にしたい、と思われたかもしれません。今抱えているいろんな悩みや考えから解放されたいという願いがあるかもしれません。でも、〝頭を空っぽ〟にすることは、それ以上の意味があります。詳しくは本文でお伝えします。

まるで何も無いかのようなとても繊細な状態として自分が「ある」こと。少し専門的な言葉になりますが、瞑想によって、自分の意識が「雑念のある荒い波長の状態」から、「より繊細でクリアな状態」になっていくということ。自分自身の中の繊細なエネルギーと一体化して自分が「存在する」ことを目指していきます。

しかし、そんな難しいことを考えなくても、マントラ呼吸法は「マントラ」と

「呼吸」という具体的な方法で、誰でもスッと自分の中に入っていくことができます。そして、雑念が詰まった頭の中をクリアにできるのです。

マントラ呼吸法から離れたら、また雑念が戻ってくるかもしれません。でもそれは、それでいいのです。マントラ呼吸法を繰り返すことで、瞬間、瞬間をクリアにしていくことが大事なのです。

そうやって、雑念を捨てていくと、頭が空っぽになります。頭がみるみるスッキリするのがわかります。ごちゃごちゃと絡み合って、「どうしよう」「もう考えられない」「すべて投げ出したい」などとヤケを起こしそうになっていた頭が、スッキリ整理整頓されるのです。すると、

「頭の切り替え力」がつきます。
「集中力」がつきます。
「ひらめき力」がつきます。

「雑念を捨てる」とは、雑念を超えていくということ。ネガティブもポジティブも超えて、自分がただそういうものとして「ある」こと。そうした自分がしっくりとくる状態になると、いのちの実感や確かな自信のようなものが自然に生まれてきます。

そうした自分にもとづいての発想が生まれるので「あの仕事どうしよう」という漠然とした不安な思いが、「○○さんに相談してみよう」という具体的に生きようとする方向に切り替わりやすくなります。

さらに、実行に移すための集中力や、「もっといい方法があるかもしれない」といったひらめきもどんどん生まれてきます。

〝頭を空っぽにする〟ことには、頭を〝いい方向に切り替える〟という絶大な効果があるのです。雑念とのつき合いかたが上手くなると、それだけラクに生きられます。

頭がスッキリとし、必要なことをサクサク考えられるような、そんなクリアで気持ちのいい状態を、マントラ呼吸法でぜひ味わってみてください。日々の生活の中に「1分マントラ呼吸法」を根づかせていくと、ただそれだけで、すべての物事がいい方向に回転していくでしょう。
そんな幸せな日々を誰にでもできる簡単な方法で、ぜひ、手に入れていただきたいと思います。

深堀真由美

2章

暮らしの中のマントラ呼吸

3章

ヨガが教える「呼吸」と「幸せ」の関係

4章

頭を空っぽにしたら、幸せになれる

5章

人生をより幸せにする5つの呼吸法

6章

マントラ呼吸法、もっと知りたいQ&A

1章

1分　マントラ呼吸

1分マントラ呼吸のやり方

いつでもどこでも

マントラ呼吸法はわずかな時間と限られたスペース（場所）で、誰でも取り組みやすい〝自分をニュートラルにする〟〝頭を空っぽにする〟方法です。

いつでも、どこでも、思いついたときにスッとカジュアルな感覚（ふだん使い）で行える精神集中&意識の解放法です。

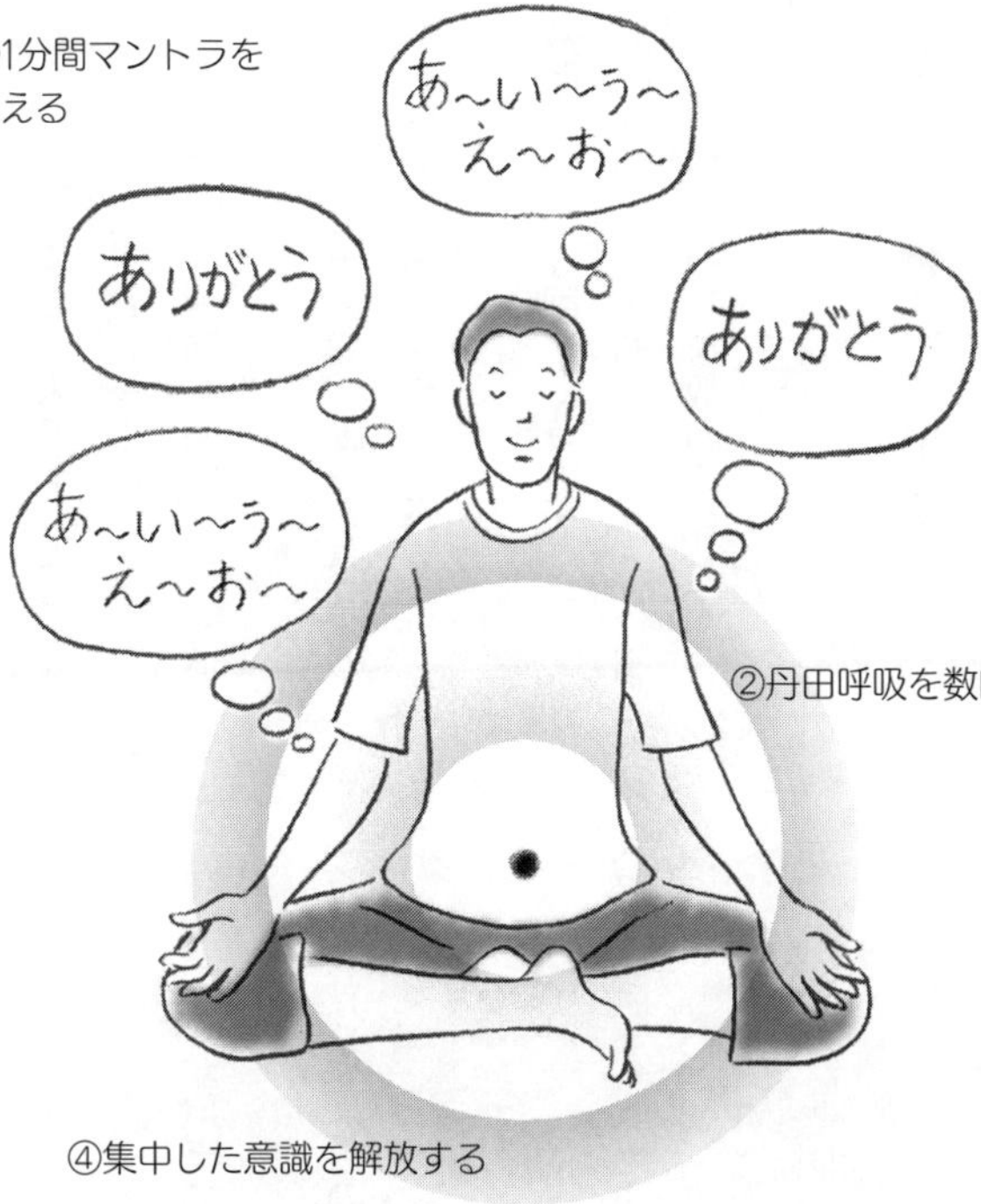
①胡坐をかいて座り
目を閉じる
③1分間マントラを
唱える
あ〜い〜う〜
え〜お〜
ありがとう
ありがとう
あ〜い〜う〜
え〜お〜
②丹田呼吸を数回
④集中した意識を解放する

①胡坐《あぐら》をかいて座り、目を閉じる

・左右の坐骨《ざこつ》にバランスよく体重をのせて床に座る。

・かかとは心地よい範囲でできるだけ体の方に引き寄せる。

・腰（仙骨《せんこつ》）を立てて、背筋を伸ばして気道を開き、肛門から頭頂までの流れを整える。

・上半身と両腕の力を抜いて、両手を両膝の上にそれぞれのせる（手のひらは上向きでも下向きでもどちらでもＯＫ）。

②丹田呼吸を数回（3～5回）くり返す

・へその下（約９㎝）の奥あたりにある丹田《たんでん》に力を入れ、お腹を収縮させて深い腹式呼吸（丹田呼吸）を数回くり返す。

・心身を落ち着かせていく。

③1分間マントラ（音の響き）を唱える

・吐く息に合わせて、１分間マントラを唱える。

・声を自分自身に響かせるようにして母音（あー・いー・うー・えー・おー）と伸ばすような感じで心の中で唱える。
・自分が好きな言葉や心が軽くなる、クリアになる言葉（「ありがとう」「大丈夫」「幸せ」）でもＯＫ。
・呼吸は、丹田呼吸から自然呼吸に戻してもよい。

④集中した意識を解放する

・１分間マントラを唱え続けたら、唱えるのをやめる。
・目を開けて、どこでもいいので一点をぼんやりと見つめる。
・何かを見ることで、マントラに集中していた意識を解放する。
・そのまま自然体、頭が空っぽな状態へ。

意識を集中させることでクリアになる

マントラ呼吸の基本の流れは、大きく5つのステップとして見ていくとわかりやすいと思います。

頭を空っぽにすることは、簡単なようでとても難しいことですが、ここでは「呼吸」と「マントラを唱える」という身体行動によって、物理的に、意図的に意識の集中に導くと思ってください。

ステップ1　意識

・自分の今の状態を感じて見つめる

ステップ2　受容

・自分の状態をそういうものとして受け入れる

ステップ3　呼吸（呼吸でクリアな状態へ）

・自分の呼吸に意識を向ける

ステップ4　マントラ（音の響きでクリアな状態へ）

・マントラ（音）を唱える（唱える方法はいろいろあります）

ステップ5　自然体（頭が空っぽ）

・クリアな状態になったらマントラを唱えるのをやめて意識を解放し、自然体（頭が空っぽ）に

マントラ呼吸をはじめたら、まず自分に意識を向け、今の自分の状態を感じていきます。自分に意識を向けてみると、実にさまざまな雑念が浮かんできます。誰かに対する嫌悪感、後回しになってる事柄、ダイエットがうまくいかない、山積みになった仕事、自分に対する評価などなど、多くのことを抱え、悩みながら

私たちは生きています。中には「あの人が嫌い」といったネガティブな感情も浮かんでくるでしょう。

でも、マントラ呼吸法ではその状態を、「そういうもの」として受け入れるのです。

ネガティブ感情も「あ、そうなんだ」で済ませる

例えば誰かに対する嫌な感情がわき起こっても、そのような感情が悪いことと勝手に判断したりしません。

ただ、「あ、そうなんだ。嫌いなんだ」と受け止めるだけでいいのです。ここで大切なのは「なぜ、嫌いなんだろう」「あの人のこういうところが悪いからだ」といった善悪の判断は必要ないのです。

雑念を雑念として受け入れたら、吐く息に合わせてマントラを唱え、その音を自分自身に響かせていきます。ここではマントラを唱えることで、その音にだけ意識を集中させていきます。マントラを唱えている1分間にも、また雑念が浮か

んできます。

そうしたらまたマントラに戻ります。これを何度も続けることで集中したクリアな状態になることができます。

クリアな状態になったらマントラを唱えるのをやめてぼんやりと空間を見つめ、集中していた意識を解放します。何も考えなくても大丈夫です。ぼーっと一点を見つめたまま自然体（ニュートラルな感覚）に。この自然体こそが〝頭が空っぽ〟の状態です。

はじめは1分間のマントラ呼吸も雑念・集中・雑念・集中のくり返しで、あっという間に過ぎてしまうかもしれません。でも一瞬でもマントラに集中することができれば、雑念にとらわれない時間を作り出せます。

雑念の正体

頭の中に浮かんだ雑念を観察してみる

〝1分マントラ呼吸〟の目的は、心と頭を「空っぽ」にすることです。雑念が浮かんで集中できない乱れた状態をマントラに意識を向けて唱えることで、スッと集中してから解放することで〝空っぽな状態〟にアプローチしているのです。でも雑念でもんもんとしているときに、考えないようにしようと思っても、さらに考えごとがたくさん浮かんできて困ったという人も多いのではないでしょうか。

そもそも〝雑念〟とはなんでしょうか？

この雑念がストレスになっていることは、現実的にみなさん経験していると思います。

「あの人から嫌われているかもしれない」

「あの仕事どうしよう」

「子どものお弁当は何にしよう」

「上司に嫌味を言われた」

「疲れた（またそんな自分が嫌）」

「やせたい」

「やらなければいけないことが山積み」

きっとそんな自分を否定的に感じてさらに嫌になってしまうのでしょう。これらのことを考えると、雑念は〝欲〟や〝不安〟などに向けられた執着的な想念と呼べるのかもしれません。

まずは雑念の浮かんでくる状態を〝そういうもの（受容）〟とするステップを設けると気持ちもだいぶラクになって、落ち着いて取り組むことができると思います。誰でも最初は「雑念（執着的な想念、考えごと）」から別のものに意識を移したり、何も考えないような空っぽな状態になるのは難しいことかもしれませんが、くり返しくり返し主体的に行うことできっとできてくると思います。

雑念とは一見するとまるで〝心の毒〟のように感じますが、ものごとに対する自分の考え方が反映されていることもあります（直接的に反映されていないこともあります）ので、自分がどのような考えをしているのかを眺めてみるのもよいと思います。

人には「思考パターン」が少なからずあります。友人や会社の同僚にちょっとつれない態度をとられたときに「何、あんな冷たい態度。感じ悪い」と思う人もいれば、「どうしたのかしら、元気ないみたい」と感じる人もいます。でもそのことで思い悩んでも、なぜその人がそんな態度を取ったのかは「わからない」のです。わからないことをクヨクヨ考えても答えは出てきません。

でも、その雑念を「私は冷たくされたと感じて心の居心地が悪いんだ」「私はすぐに人のことを心配してしまうおせっかいな人間なのね」と、自分の気づきに利用することもできるということです。

また、その想念自体を「そういうものか」と受け入れたとたん、スッと流れていく雑念が多いことにきっと気づくと思います。

逆にその想念を否定的にとらえて執着すると〝大きめの雑念〟のできあがりです。きっと気になる何かがあるのでしょう。でも理想で言えば、それさえも〝そういうものか〟と受け入れられると、〝スッキリとした状態〟〝空っぽな状態〟で暮らせることが多くなるでしょう。

ネガティブ感情を否定しない

自分の考え方や心のあり方そのものが、想念を雑念や希望に変えますが、そのどちらでもないクリアで強い特徴を持たない、無・空っぽな状態になることもあります。

でもマントラ呼吸法で大切なのは、雑念が悪くて、希望がいい、もっといいのは無の状態になることだと思い込まないことです。想念の元になる自分のあり方を、自分の実感のともなわない理屈でどうにかしようとしたり、コントロールしようとしても現実的には難しいと思います。

例えば「あの人が嫌い」という想念は雑念ですが、それを無理やり無の状態にしようとしても、うまくいかないものです。だって、これだけ多くの人がいるのですから、合わない人がいるのは当然です。無理に好きになろうとしてもストレスがたまって、また新たな雑念を生み出すことになります。「ああ、あの人はこういう人なのね」と受け入れればいいのです。それが無理にコントロールしない、ということです。

雑念が多いほど、集中力が鍛えられる

もしもマントラを唱えている間に何かを考えてしまっても大丈夫です。雑念（考えごと）が浮かんできた自分に気がついても、〝そういうもの〟として扱い、その考えごとを自分の頭の外に放り出します。そして意識をマントラに戻します。

入門編　雑念を見つめてみる

① 雑念（考えごと）が浮かぶ
② 考えごとをしている自分に気づく
③ そういうものとしてその状況を眺める
④ 考えごとを頭の外に放り出す
⑤ マントラに意識を戻す（集中）

マントラ中に雑念が浮かんだら、この作業をくり返してみてください。

雑念が浮かべば浮かぶほど〝意識を移す〟練習になります。つまり、ひとつのことに集中する力が養われていることになるので、雑念も利用次第で自分の能力の開発に繋がるのです。

そしてこのあと、集中した意識を解放して、ぼんやりと空間を眺めることで〝頭や心が空っぽの状態〟にアプローチしていくのです。

②～④の手順を入れることで、雑念が浮かんでいる状態を見つめます。見つめることで、その状態も〝人間のひとつの状態〟として認識受容できるので、〝雑念＝悪・だめな状態〟という発想に留まらず、〝そういうもの〟として安心して雑念（考えごと）を頭の外に出しやすくなります。そしてまたマントラに意識を戻して集中していきましょう。

雑念と落ち着いて関わることができてきたら、こんどは【上級編】で行ってみてください。

上級編　意識の切り替え能力を育む

①雑念（考えごと）が浮かぶ

⑤マントラに意識を戻す（集中）

上級編は、より早く集中するためのレッスンです。入門編を繰り返して、より早くマントラに意識を戻すことができたら、上級編に移行しましょう。

「あ、雑念が浮かんだ」と思ったら、②〜④の作業をなくして、何も考えずにすぐマントラだけに集中します。これをやればやるほど、意識の切り替えがうまくなるのです。

なぜマントラ呼吸法には入門編と上級編しかないのか不思議に思うかもしれません。

マントラ呼吸法はとてもシンプルです。自分の中に浮かんだ雑念を認める、そしてその雑念を頭の外に追い出す。たったそれだけのことです。でも私たちはなかなかそれができないのですが、マントラ呼吸法は呼吸とマントラを使って、具体的に頭の中を空っぽにする方法ですから、入門編と上級編の2つあれば、それで大丈夫なのです。

雑念を見つけたら「ぽいっ」

「マントラに集中する」「自分の内側に意識を向ける」というやり方が抽象的でわかりにくい、ピンとこないと思われる方もいると思います。少し具体的に見ていきます。

《透明な空っぽの水槽》

何の情報もない状態をイメージします。

例えば、頭の中に「透明な空っぽの水槽」を想い描いてみてください。ここでのポイントは何の情報も描かれていない、または入っていない、そんな状態です。どちらでもいいですし、やりやすいイメージがあればそちらで行ってください。

私たちの頭の中は、いつもさまざまな自分の考えや想い、情報などが〝浮かんでは消えて〟をくり返していて、ときにはゴチャゴチャと混沌《こんとん》とした状態になることも普通にあります。

また、ひとつのことがなかなか頭から離れないこともあります。こうした状態で、頭がいっぱいになって集中できない状態をクリアにしていくのがマントラ呼吸法なのです。

《ぽいっ、ぽいっ、ぽいっ！》

頭を空っぽにしていきます。

まずは、この〝透明な空っぽの水槽〟に見立てた頭の中にムクムクと雲のように浮かび上がった想念（雑念）を水槽の外に放り出してみましょう。

「あの滞っている仕事どうしよう」　↓　ぽいっ！

「〇〇さんって嫌い」　↓　ぽいっ！

「やせたいけどスイーツ食べたい」　↓　ぽいっ！

こんな感じで雑念を放り出していきます。もしもこのように放り出していって頭を「空っぽな状態」にできるのであれば、あえてマントラを唱えなくても望んでいる状態になれたわけですから、そのままでよいと思います。

このとき忘れてほしくないのが、最後にこの水槽自体も〝ぽいっ〟と頭から放り出して、本当に頭を空っぽにしてほしいということ。雑念を捨てたあとにもしっかりと意識を向けて、その状態の感覚をつかみましょう。

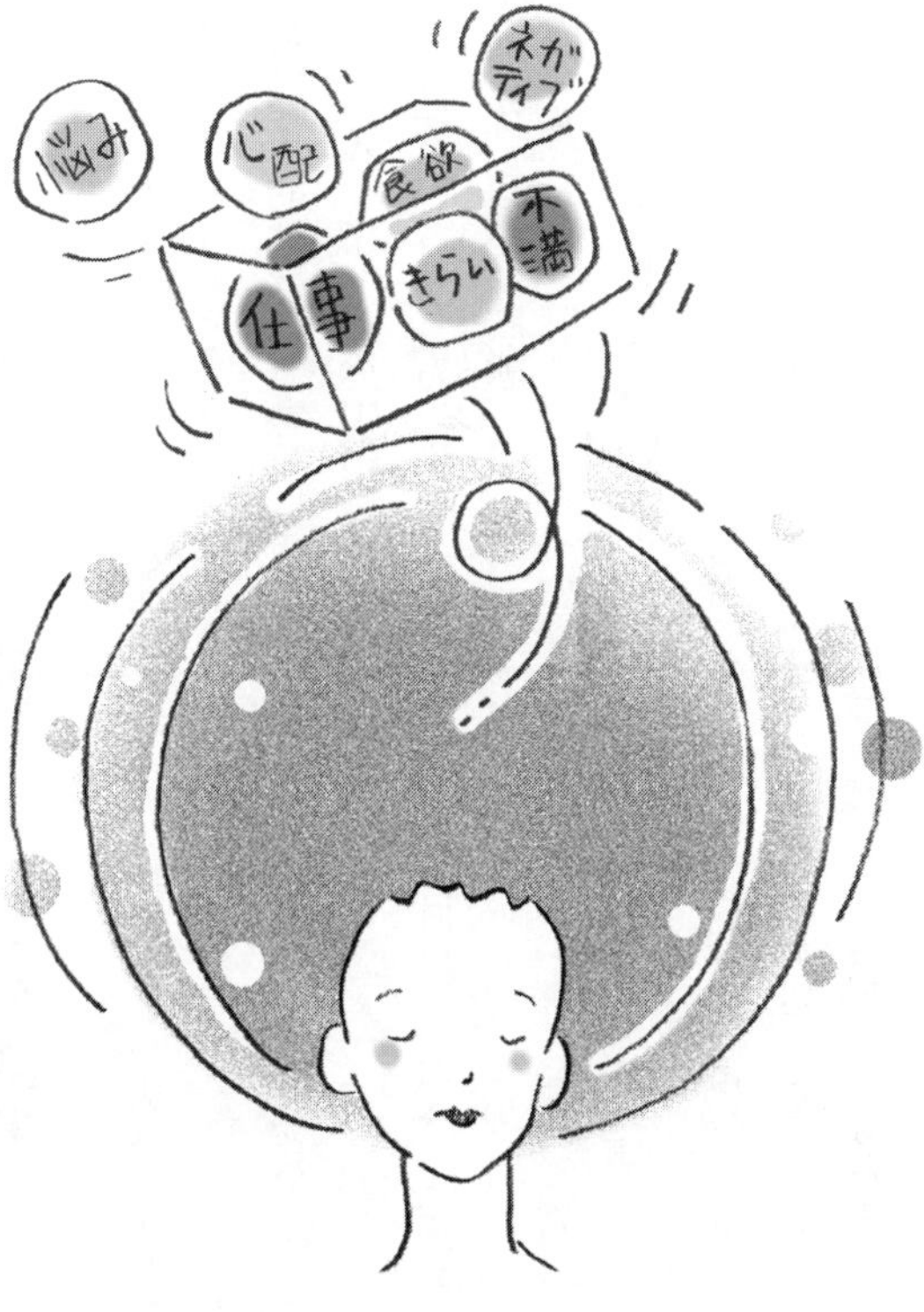
悩み
心配
ネガティブ
食欲
不満
仕事
きらい

雑念・集中・空っぽの旅で生まれる大きな能力

マントラ呼吸法は雑念という想念の雲海から一点の曇りもない空へ抜け出す旅のようなものです。

でも、その最終目的地は〝雑念を払うこと〟ではありません。雑念を払うことは目的地にたどり着くまでの途中の駅のひとつです。

マントラ呼吸法というやり方で到着したいのは、自分自身の空っぽな状態、つまりニュートラルで自然な状態です。

《意識を切り替える力と瞬発力》を育む――切り替えの駅

ひとつめの駅では雑念（想念）という荒いエネルギーの状態に自分の意識を、一体化させるのではなくて、その想念を見つめ落ち着いて対処します。そして雑念が浮かぶたびに意識をマントラに戻す流れは、自分の意識を向ける先を移すことです。つまりこの駅では〝意識をスッと切り替える力〟と〝その瞬発力〟が養われています。

《意識の集中密度と持続力》を育む――集中力の駅

2つめの駅ではマントラに集中していきます。マントラを唱えるときにどれだけ意識を集中して行うのか、集中力をどれだけ維持・継続できるのかということがあげられると思います。ここでは集中の〝密度（深さ）〟と〝維持・持続力〟が養われます。

《意識を解放する力》を育む――解放の駅

自分が集中していたものから、意識をパッと解き放つ。集中していた〝意識を解放する力〟を養います。解放するというステップを意識的に使いこなせるようになってきます。

《空っぽな状態になる力》を育む――継続の駅

こうして3つの〝駅〟を通過して解放された意識は、ぼんやりと空間を眺め、目的地である〝空っぽな状態（ニュートラルな状態）〟へとたどり着きます。

この空っぽな状態は特別なことのように思われるかもしれませんが、実は誰でも体験したことがあるはずです。子どものころを思い出してみてください。手芸でもプラモデルでも、水泳でもかけっこでも、何かに没頭してそれ以外のことを考えずに集中したこと、ふっとどこかをぼーっと見つめて放心したことがあると思います。そう、ふっと気が抜けたとき、ふっと力が抜けたときの感覚です。


実はこの〝ぼんやりした状態〟は、〝ひらめき〟や〝気づき〟のエネルギーをキャッチしやすい状態といえると思います。

なぜでしょうか。雑念で頭がいっぱいの状態は、まるで雑草がおい茂った草むらのようです。視界が悪く、風が吹いてもその風を感じることはできません。すぐそばにほしいものがあっても見つけることができないのです。雑念を払うということは、この草を1本1本抜き取ること。そうして草がなくなって視界がクリアになれば、本来そこにあったものが見えてくる、太陽の光も、風のそよぎも肌で感じることができます。つまり、意識をクリアな状態に移すことなのです。

本当はいつも自分のすぐ近くにひらめきや気づきはあります。ただそれをキャッチできないだけかもしれません。

頭が空っぽになったときに、やってくるひらめきや気づきのエネルギーがどこからもたらされるのか、それは宇宙からと考えます。常に宇宙からもっと詳しくいうと〝空間〟からエネルギーが降りそそいでいるのです。

雑念という雑草を抜いて、頭を空っぽに。そうすることでいろんなエネルギーをキャッチできます。

マントラの効果

マントラには言葉と音がある

ここでのマントラは大きく分けて〝言葉によるマントラ〟と〝音によるマントラ（母音など）〟の2つになります。

言葉と音の違いは、言葉は意味を含むのに対して、音はより音の響き・振動としての特徴があります。

言葉や音を自分自身に響かせるようにして唱えることで、雑念が浮かんでいるような〝荒い意識の状態〟から〝集中している状態〟へと意識を切り替えていく。そんなアプローチになります。

言葉によるマントラ　意味を含む音

例「ありがとう」など

音によるマントラ　意味のない響きとしての音

例「あ・い・う・え・お…」など

マントラの唱え方

マントラを唱えるときに大切にしたいポイントは〝自分自身に響かせるようにする〟ことです。

そして唱え方は声に出して唱えるケース（音を外に出す）と声を出さずに心で唱えるケースの2つです。

声に出して唱えるときは、声を外にぶつけるように出すのではなく、やさしく体に声を響かせるように声を出してみてください。そして心を込めて唱えることが大切です。

声に出して唱えるケース　自分が出したマントラを心身に響かせるようにする。

心で唱えるケース　声には出さずにマントラを心で唱える。

マントラを唱えるときは、言葉か音か、また声に出すか心で唱えるか、の4つの組み合わせの中から、自分がしっくりくるものを選ぶといいでしょう。

4つのパターン
①声に出して言葉を唱える
②声に出して音を唱える
③心で言葉を唱える
④心で音を唱える

自分自身やその場の状況に応じて唱え方のパターンを選んでみてください。

できれば自分の心身の声を聞いて決めるのが素晴らしいです。

声を出したいときは声を出して、心で唱えたいときは心の中で、何でもよいときは自由に……。自分の延長線上でマントラ（音の響き）を唱えていきましょう。

マントラの選び方

実際に「さぁ、マントラを唱えよう」と思ったものの、どの〝言葉〟を唱えようか迷ってしまうことがあります。そんなときは自分が

・クリアになる感覚
・心が軽くなる感覚、気持ちがラクになる感覚
・明るくなる感覚
・感謝、祝福の言葉

などを目安にして、自分の実感の延長線上にある言葉を選んでみるとはじめやすくなります。日頃から自分が「あっ、いいな」と感じる言葉をチョイスしておくのもおすすめです。

心の奥に意識を向けてピンとくる言葉を探してみましょう。

それはまるで食事の買い出しに似ています。「私は、今何が食べたいのかな？」と自分自身に話しかけて食材を選んでいくように、「私は、今どんな言葉がしっくりくるのかな？」「どんな言葉でクリアな感覚になるのかな？」「今は言葉よりも特定の意味を持たない〝音〟のほうがいいのかな？」など自分の〝いのち〟の感覚と照らし合わせて、そのときのその瞬間の感覚を大事にしてください。

具体的な〝音〟がないほうがいいときだってあるはずです。きっと、いろんな自分と出会えると思います。

さぁ、自分の好きな言葉・クリアになる言葉で雑念の浮かぶ状態を切り替えていきましょう。

おすすめのマントラ

・ありがとう
・母音（あ・い・う・え・お）など、特定の意味をともなわない〝音〟

もしも、今の自分にとってしっくりする言葉が浮かばなければ「ありがとう」からはじめてみましょう。心から感謝の気持ちがわいてきたときの感覚を思い起こせたら素晴らしいです。「ありがとう」という言葉は感謝を表現していると同時に、客観性も備えている言葉です。なぜならものごとが〝当たり前ではないこと〟を実感を込めて確認しているのですから。私のスクールの生徒さん曰く「主観（実感）と客観が1つになっている言葉」だそうです。確かに不思議な言葉ですね。

もし「ありがとう」がピンとこないようでしたら、母音「あー」、「いー」、「うー」、「えー」、「おー」をそれぞれ伸ばすような感じで心の奥に意識を向けながら唱えるのをおすすめします。

言葉(KOTOBA)のエネルギー

言葉にはエネルギーが宿っているということは昔からいわれています。たしかに嫌な言葉を言われたら、腹も立つし、褒められたら嬉しい気持ちにもなります。

このことだけを考えても人の感情を動かしているわけですから、そうした力(言霊《ことだま》)があるのは疑いようがありません。

ですから自分の唱える言葉の意味は知っておいたほうがいいですね。言葉という特定の意味を持つエネルギーを唱えることで、自分の状態が偏りたくない場合は、母音「あ、い、う、え、お」を唱えます。

母音(a、i、u、e、o)は言葉よりも特定の意味合いが薄く、子音(例ka、ki、ku、ke、ko)になる前のもとになる音なので、これを唱えるのが言葉を唱えるよりもよいともいわれています。

今の自分にしっくりくる言葉を探したり、〝ニュートラルな感覚〟や〝中庸な言葉〟を目安にするようにしているのは、できるだけ特定の状態に偏らずに行いたいからです。しっくりとくる言葉を選ぶのは、そのときの自分の状態に合っていて馴染《なじ》むということです。

丹田呼吸でエネルギーをチャージ

丹田は生命エネルギーが集まる場所

姿勢を整えて丹田呼吸を3～5回くり返していきましょう。ポイントは〝ゆっくりと〟行うこと。そうすることで落ち着いた状態になりやすくなります。呼吸に意識を向けるだけでも雑念で乱れていた意識が集中した状態になっていきます。

丹田呼吸とはへその下にある〝丹田〟を意識しながら、そこを吐いて凹《へこ》ませて、吸って膨《ふく》らませるような感じで行う腹式呼吸です。お腹を膨らませたり、凹ませたりするだけでなく、丹田というポイントを中心にして行うのは、そこが姿勢を保ったり、動きをつくるときの重要なポイントになるからです。そしてそこには生命エネルギー（気）が集まっています。

人間は呼吸のときに、体に必要な酸素などを吸って、不要となった二酸化炭素などを体の外に出しますが、ヨガでは、それと同時にプラーナと呼ばれる宇宙に遍在する〝生命エネルギー〟を体内に取り入れて、不要となった体内のエネルギーを出すという考え方があります。

こうして自分の〝内側の宇宙〟と〝外側の宇宙〟は循環していきます。宇宙は繋がっていて循環していることを呼吸は思い出させてくれます。

丹田呼吸法のやり方

①体の中にある〝息〟をゆっくりと吐き、出し切る

このとき吐く息は鼻からでも口からでも、どちらでもＯＫ。

②鼻からお腹を膨らませながら息を吸う

息を丹田のあたりまで深く吸い込むつもりで、生命エネルギー（気）をたっぷり取り込むように行いましょう。頭頂部に開放感を感じながら生命エネルギーを吸収できる感覚が得られたらさらにＯＫ。

③一瞬、息を止める

息を吸い切ったときに〝間〟のような状態が生まれます。この〝間〟をしっかりと味わいます。

④お腹を凹ませながら、息を吐き切る

息をゆっくりと吐きながら、徐々に丹田に力を入れてお腹を凹ませていき、吐き切ります。

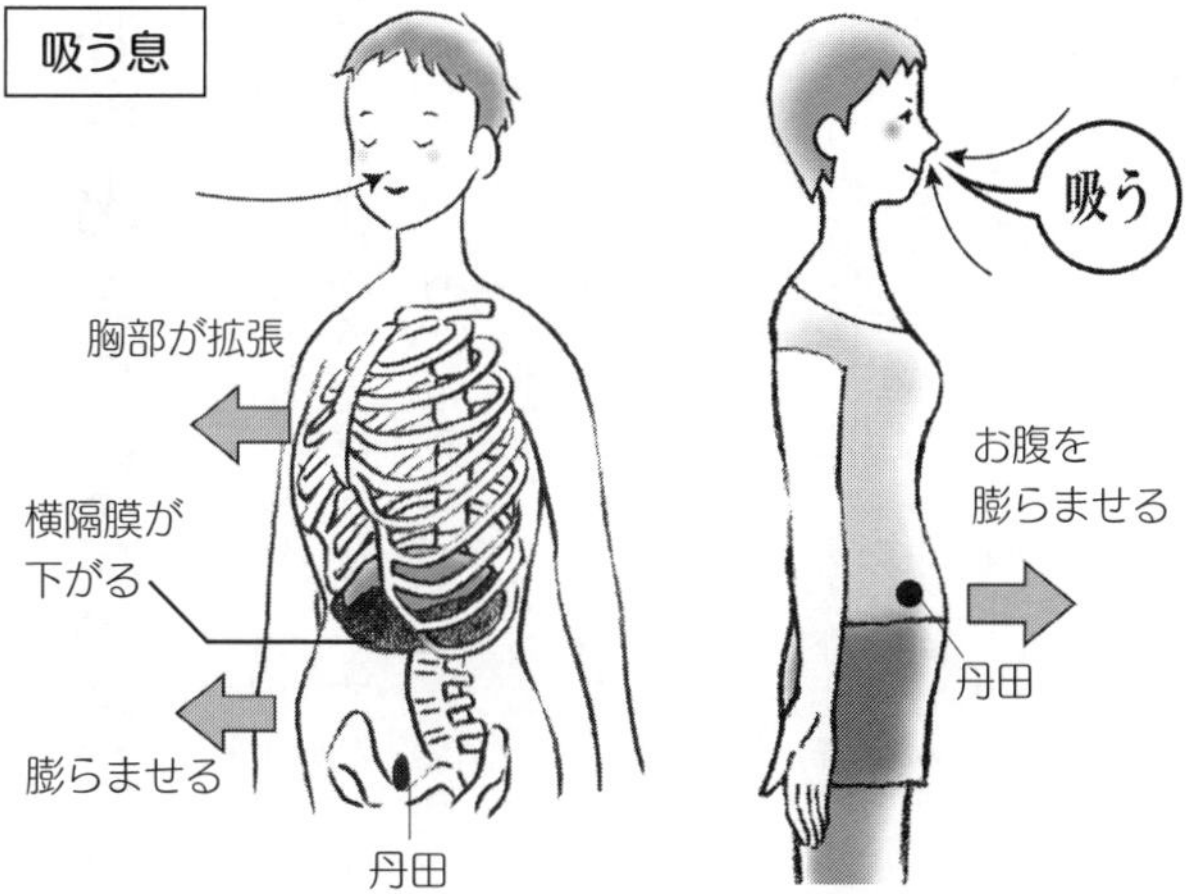
吸う息
胸部が拡張
横隔膜が
下がる
膨らませる
丹田
吸う
お腹を
膨らませる
丹田

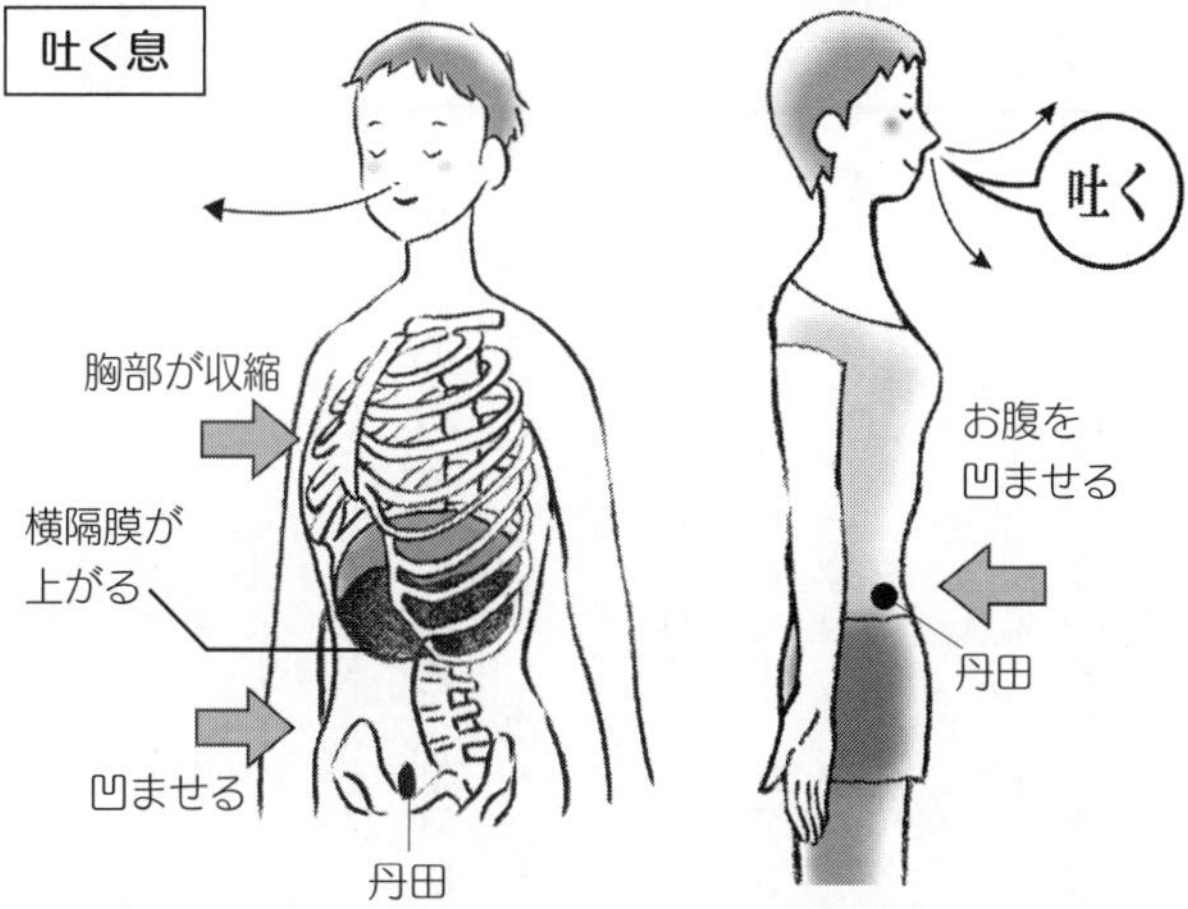
吐く息
胸部が収縮
横隔膜が
上がる
凹ませる
丹田
吐く
お腹を
凹ませる
丹田

吐き出すと体の緊張が取れる

丹田呼吸で大切なのは〝丹田を意識して呼吸をすること〟と〝息を吐き切ること〟です。吸う息は鼻からですが、吐く息は鼻からでも口からでもOK。そのときの自分の体の状態に合わせて選んでください。私たちが普段している自然呼吸も鼻呼吸をくり返していますが、大きなストレスを受けたときなどは口からため息をついたり、口から深く息を吐いて深呼吸をするときがあります。

私たちの体も自分の〝いのち〟の状態に応じて自然に対応してくれています。ですから自分の状態に応じて呼吸のしかたを使い分けるのも自然なことといえます。ヨガでは自分の心身との対話をとても大切にしています。自分の〝いのち〟ありきで行うことをおすすめします。

ここでは特定の方法通りに自分をはめ込んでいくというよりは、自分の心身と対話しながら、そのときの自分の状態にあったやり方で、雑念のない・空っぽな状態にアプローチしていくことを大切にしていきます。

口から息を吐くときは、お腹の底・丹田から「はぁ〜」という感じで吐き出し切ると、やりやすいと思います。

はじめての人や息を吐き切るのが苦手な人、体の緊張を取りたいときなどにおすすめです。お腹の底から息を吐き出し切って歌うとスッキリする感じにも似ていますね。

そのあと、丹田呼吸から普段行っている自然呼吸に戻して、マントラを唱えます。丹田呼吸で心身を落ち着けたあとマントラに意識を集中していきましょう。

体から力を抜いてリラックス。何よりも自然体が大切です。

美しい姿勢はラクな姿勢

姿勢を変えるだけで呼吸がスムーズに

マントラ呼吸は、できるだけ背筋を伸ばしたよい姿勢で行うことをおすすめします。それは〝呼吸〟という息を吸って吐くという行為をスムーズに行えるようにするためです。

背筋が伸びると〝息（空気）〟が通る気道が開いて心地のよい呼吸がしやすくなります。

逆に肩が丸まった猫背のような姿勢では、この気道の通りがスムーズではなくなってしまい、本来なら自然にできるはずの息（空気）の循環を十分にするのが難しくなってしまいます。呼吸法をはじめるときは、背筋を伸ばして、胸を開いて美しい姿勢で行いましょう。

みなさんも〝正しい姿勢〟という言葉を耳にすることがあると思いますが、この正しい姿勢というのは、具体的にはどういうものなのでしょうか？

〝美しい姿勢〟という表現も似たような状態をさしているように思います。

私も正しい姿勢という言葉を使うときもあるのですが、その内容をもう少しよくみてみると、「姿勢を保つ上で〝力み〟が少なく、呼吸のしやすい状態」を表していると思います。

この本での〝正しい姿勢〟は〝不要な力の抜けた呼吸のしやすい姿勢〟とお考えください。そしてその状態は力のバランスが取れてラクに姿勢を維持できる〝かたち的な美しさ〟と、なおかつスムーズな呼吸（息・空気の循環・生命エネルギーの循環）のできる〝機能的な美しさ〟の2つの美しさをそなえます。

いのちの美しさが感じられる。それが〝美しい姿勢〟なのです。

この〝美しい姿勢〟には大切なポイントが2つあります。

その1つ「不要な力を抜いてラクに姿勢を維持する」ためには何が大事なのでしょうか？　ここで目安とする3つのポイントは次の通りです。

1つめは、体の重心のような役割を果たしている〝丹田〟
2つめは、上体を支えて安定感の土台となる〝骨盤〟
3つめは、余分な力みのかかりにくい美しいS状の〝背筋〟

この体のライン・背筋の状態を見るときに整体などでは〝正中線《せいちゅうせん》〟や〝重力線〟という考えが用いられます。

それでは丹田、骨盤、背骨。そしてこの3つからつくられる正中線、重力線についてみていきましょう。

丹田　臍下三寸にある感覚でつかむもの

〝丹田〞とはなんでしょうか？

日本では昔から臍下丹田《せいかたんでん》という表現があります。

これは字の通り臍《へそ》の下にある〝丹田〞という意味です。またその場所を表す言葉として臍下三寸《へそしたさんずん》というものがあります。一寸が約３㎝ですので、おへその９㎝ほど下の皮膚の奥になります。

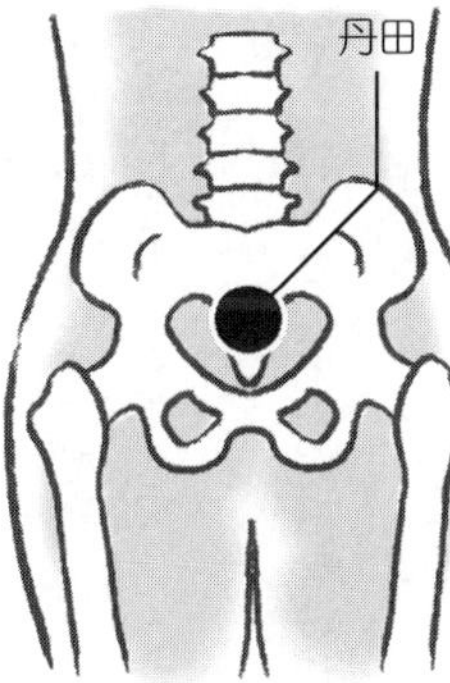

丹田は目で確認できる固定されたものというよりは、昔から〝感覚としてつかむ〞ようにして認識されてきました。つまり感覚をたよりにとらえられてきたのです。

丹田の探し方

丹田の場所は人によって多少違うこともありますが、探すときの目安として参考の1つにしてみてください。

ケース1　おへそに手の親指を合わせておなかに手を当てて、指5本分くらい下を確認

ケース2　おへその下に両手でハートを作ったときに両手の中指と人さし指が触れるあたりを確認

ケース3　息を吐き切ったときにケース1で凹んで硬くなっているところ（緊張と弛緩の差の大きいところ）

さらにケース1とケース3、ケース2とケース3を組み合わせてみるとわかりやすいと思います。

Case 1　手をあてる

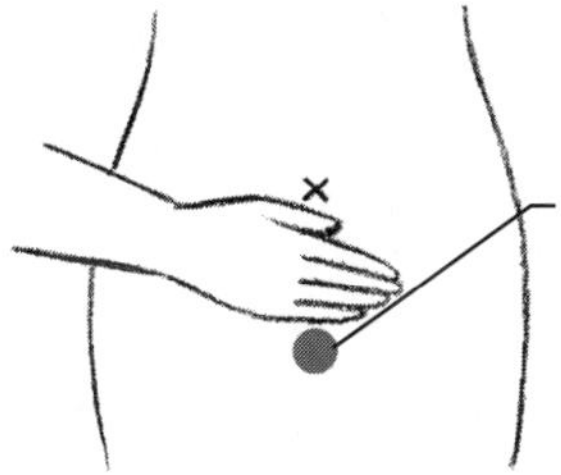
おへそから
指5本分下

Case 2　ハート形

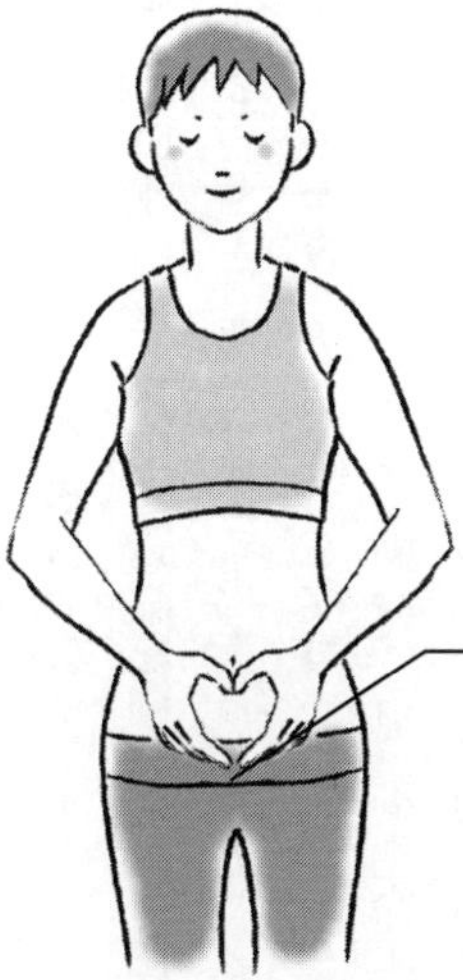
おへその下で作った
ハート形の
中指、人差し指の
あたり

エネルギーを全身に巡らせる

丹田は人間の生命エネルギー（気）が集まる場所で、丹田を意識しながら呼吸をすることで〝気〟が練られて〝生命エネルギー〟を育むことができます。そしてこの練られた〝生命エネルギー〟が丹田にある。そんな感じになります。

この「丹田を意識しながら呼吸する」というのは、丹田に意識を向けて、丹田に力を入れたり（収縮）、弛《ゆる》めたり（拡張）して呼吸をすることをさします。とくに丹田に力を入れて息を吐き切るとその感覚がつかみやすいです。

こうして体の外から取り入れた気（エネルギー）をさらに練って自らの生命エネルギーとして使いやすい状態にし、この育まれた生命エネルギーが丹田を中心にして、そのあたりに〝ある〟、そのエネルギーが〝全身を巡っていく〟と考えられます。

日本には昔から〝この一点をおさえれば全体のバランスが取れる〟といった、

全体と中心を把握し、活かすようなことがよく行われてきました。

ツボにはまればものごと全体がスムーズに動きだし、仕事のコツがわかれば効率が上がることを経験された方もいらっしゃると思います。このように〝ものごとの中心となる一点をおさえる〟という発想があります。

この全体の中での〝要点（コツ）〟を理解する発想は、体全体と丹田の関係を感じさせます。体の中心の丹田の感覚が定まれば自然と姿勢や動きも、そのときの自分の状態にとって無理の少ないものになりやすく、中心から姿勢をかたち作ったり（丹田を中心にして姿勢を保ったり）、中心から動きを作ったり（丹田に力を入れてから動きはじめたり）することの大切さをあらためて感じさせられます。

日本古来から行われている禅や茶道、武道、また身体芸術、スポーツなどでもこうした考えが大切にされています。

また、こうしたものごとへの洞察は日本の和食や技術、伝統工芸、芸術などの生活・文化全般の中にそれを見ることができます。

骨盤　腰を立てることで美しい姿勢が作れる

骨盤は上半身を支え、脚にも繋がっているとても重要な場所です。

美しい姿勢は〝腰を立てる〟ことからはじまります。そして腰を立てるときのポイントになる2つの大切な骨があります。それは坐骨《ざこつ》と仙骨《せんこつ》です。

やり方は簡単。まず左右の坐骨で床をとらえてバランスよく体重をのせてから、丹田に力を入れて仙骨を立てる流れになります。

坐骨

普段、胡坐《あぐら》をかいたり、ヨガの坐法のひとつ〝安楽坐（スカ・アーサナ）〟で座るときに左右の坐骨を床に着けてバランスよく体重をのせると、土台もしっかりとして美しい姿勢に繋がります。

仙骨

美しい姿勢は仙骨を立てることからはじまります。この仙骨を立てた上に背骨、頭がのっているのです。仙骨は骨盤の中でも特に重要なところになります。

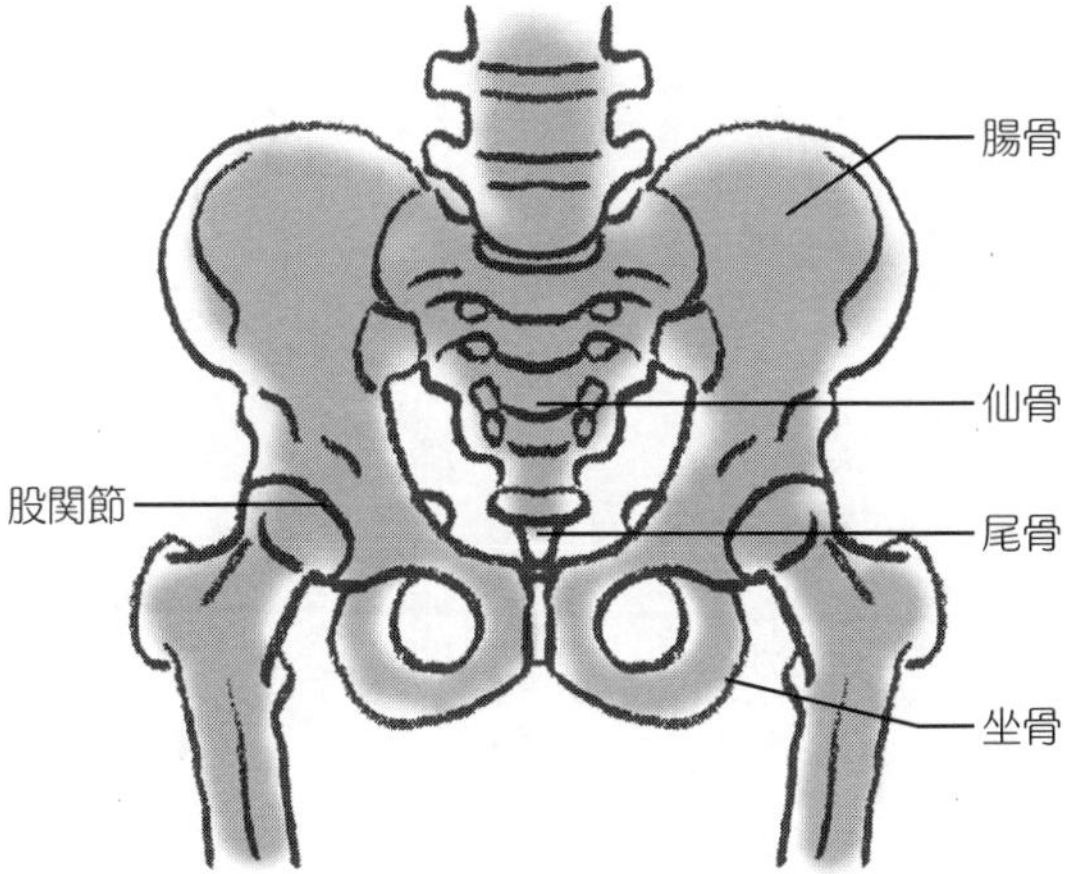
腸骨
仙骨
股関節
尾骨
坐骨

背骨　無理のないS状

背骨は仙骨の上に24個の骨（腰椎《ようつい》5個、胸椎《きょうつい》12個、頸椎《けいつい》7個）が積み重なっていて、その上に頭がのっかっています。姿勢を正すときによく「背筋をまっすぐに伸ばす」という言葉を使いますが、実際に背骨を見てみるとSという字のように湾曲しています。

〝姿勢の美しい状態〟とはこのS状の湾曲の無理のない自然な状態といえます。この湾曲は仙尾湾曲（仙骨と尾骨による後湾）、腰部湾曲（腰椎）、胸部湾曲（胸椎）、頸部湾曲（頸椎）の4つからなります。

自分の姿勢をチェックする簡単な方法として、頭が天井から引っ張られるようにして立ったときに「頭・肩甲骨・おしり・かかと」を壁に着けて立ち、壁と腰の間に手のひら一枚分がなんとか入るくらいの隙間が目安とされています。それより隙間ができるときは反り腰気味と考えられます。

体に無理のかかりにくい姿勢を保てると、マントラを唱えるときも声を出しやすいと思いますので姿勢の目安としてどうぞ参考にしてみてください。

背骨の構造

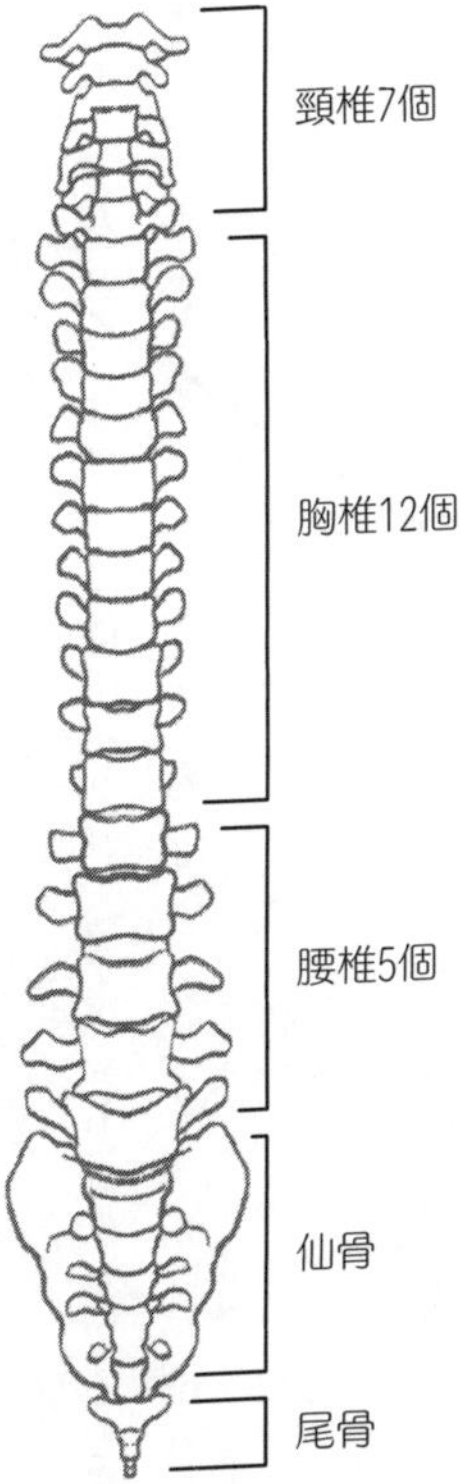
頸椎7個
胸椎12個
腰椎5個
仙骨
尾骨

美しいS状

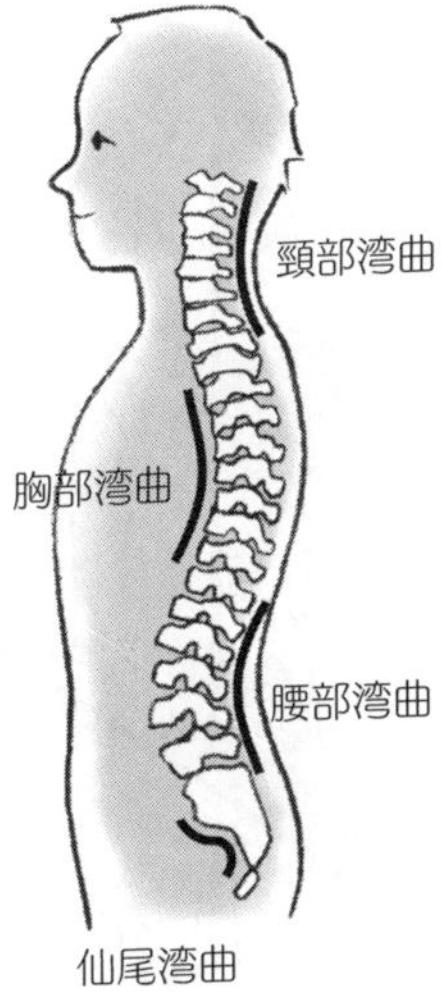
頸部湾曲
胸部湾曲
腰部湾曲
仙尾湾曲

正中線

天井から引っ張られる感じで

ヨガのポーズをとるときや、整体やボディーワークなどで体を見るときの目安にされている正中線と重心線（重力線ともいう）という2つの線を紹介します。

正中線

正面から見たときに図のように体の中央を通る線。天井から頭が引っ張られるようにしてまっすぐに立つ。（左右のズレをチェック）

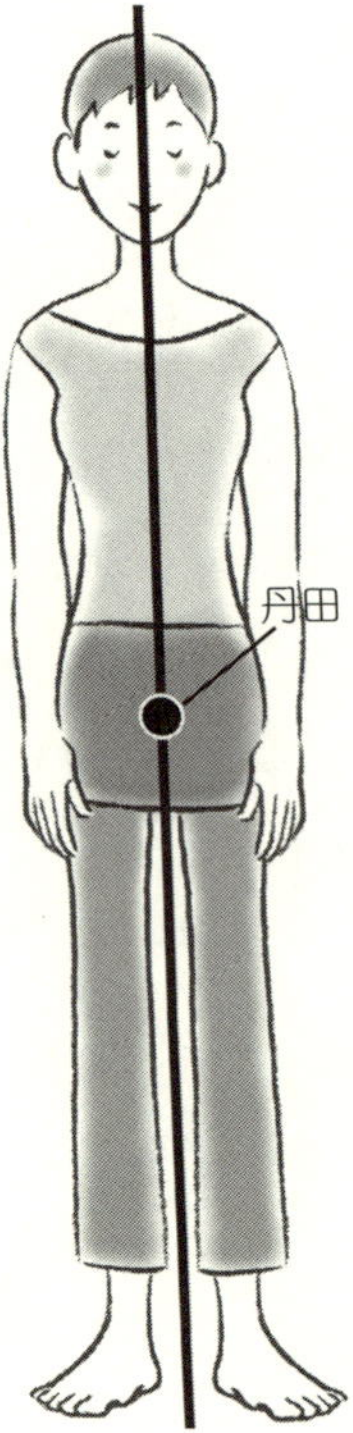

プチ修行目録

マントラ呼吸法は皆さんが本当に自由に行って、それをする人が自分なりの気づきを得たり、クリアな感覚を深めていく入口として、活かしてもらえたら嬉しいです。

このマントラ呼吸法で育める能力は次の4つです。自分の状態を認識するのに参考にしてみてください。

・雑念を受け流す力

雑念が浮かんでも落ち着いて〝そういうもの〟と〝受け〟、〝流す〟ことができる能力。

・意識を切り替える瞬発力

雑念から意識を切り替える能力。対象から対象へと意識を移す能力（意識を移すスピード）。

・頭が空っぽな状態になれていく

クリアな状態を維持する能力。

・よりクリアな空っぽへ

よりクリアな状態へとなっていく力（到達する能力）。

この〝プチ修行〟で大切にしてほしいのは、自分の状態をいちいちジャッジして価値判断をしないということ。

〝そういうこともある〟として、やろうと思ったときにすればいいだけです。例えば「頭が空っぽな時間を長く維持できればよいのか？」といえば、それはとてもいいのですが、視点にもよると思います。一瞬でも純度の高いクリアな状態になることができて、ことが足りてしまえば、それはそれで素晴らしいという発想もあります。

プチ修行では「今回はしっくりいった」とか「今回は集中できなかった」のように、ただ実践あるのみです。

つまり視点がいろいろあるので価値をジャッジせずに、状態を認識をしながらただただ行っていくスタンスでOKということです。

〝できるときもあれば、できないときもある〟。ただそれだけのことです。

意識を集中して何かを行う（マントラや呼吸、空間に意識を集める）ことで、例えば同じ1分でも、普段〝何気なく過ごしている1分〟と〝集中している1分〟では体感時間も変わってくることでしょう。同じ集中している状態でも、好きなことや得意なことをしているときは時間が経つのが速かったり、慣れないことや苦手なことをしているときは時間が経つのが遅かったりします。もしかすると、慣れないことをしているときは意識の摩擦が大きくて、時間のスピードが遅く感じるのかもしれません。

また逆にな～んにもしないでポカ～ンとしていて時間のスピードが遅く感じることもあります。

〝体感時間〟と〝意識〟の関係はいろいろとあるようです。

2章

暮らしの中のマントラ呼吸

立ったままマントラ呼吸

空き時間をフル活用

1分マントラ呼吸はどこでもできるのが大きな醍醐味のひとつです。もしもまわりに座る場所がないときは、立った姿勢でも行えます。フレキシブルに活用していきましょう。やろうとしたタイミングを逃さず、即実行!

立ち姿勢でのポイントは2つ。

・下半身を安定させる

・背筋を伸ばす

ここでも安定した姿勢で上半身の力を抜いて行えたらベストです。

例えばこんなとき。会社でふとトイレに立って、洗面所の鏡の前で立ったまま目を閉じて、マントラを唱えます。通勤や移動の乗り物の中でもできます。まわりがザワザワとうるさくても問題ありません。途中で人が入ってくるかもしれなくても、入ってきたら、そこで終了すればいいだけです。

思い立ったときにサッとトライしてみてください。

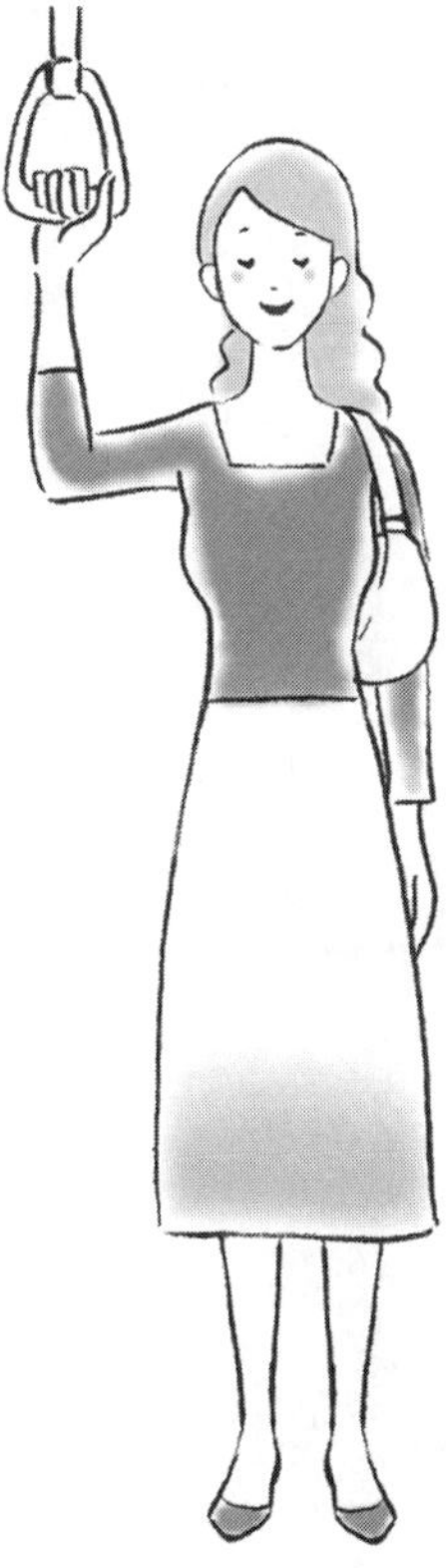

さらに美しい姿勢で行う

①足を腰幅くらいに開く。

※自分が心地よく腰を立てやすい足幅にする。

②丹田を感じて骨盤・腰の中心をとらえて、腰（仙骨）を立てる。

③足の裏で床をしっかりと踏みしめて、頭頂が天井から引っ張られるような感じで背筋を伸ばしていく。あごはそっと引いた感じに。

※70ページの正中線をイメージするとやりやすい

④背筋が伸びて姿勢がよくなったら、上半身（上体）の力を抜いて、丹田を感じる。目は閉じるか、前方の空間の目線の収まりのよいポイントにそっと向ける。

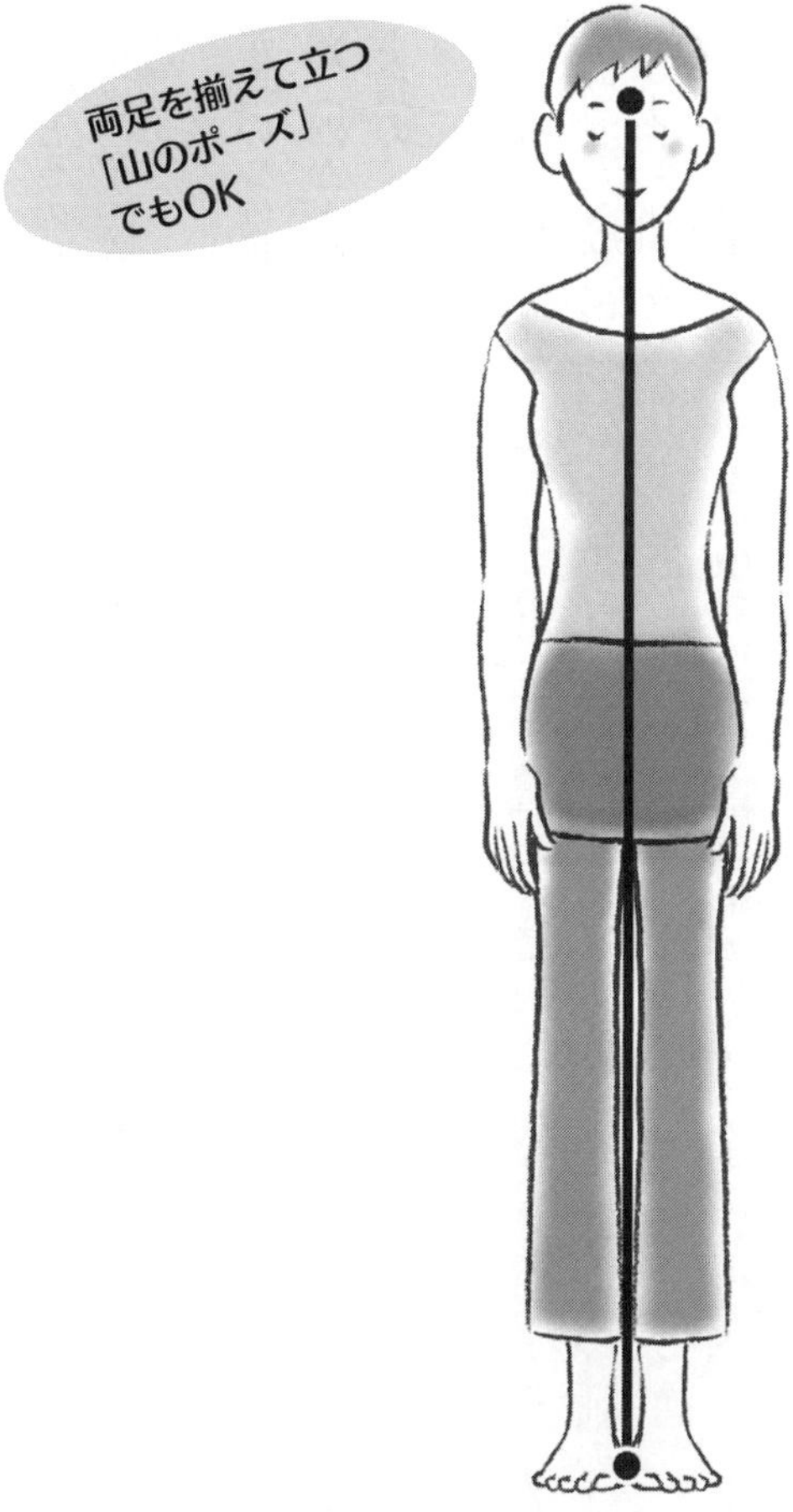
両足を揃えて立つ
「山のポーズ」
でもOK

立ったときの足の裏を感じてみよう

立つときに感じてほしい足の裏の3つのポイントがあります。

・親指のつけ根
・踵（かかと）
・小指のつけ根

この3つのポイントをしっかりと床に着けて、それぞれのポイントを線で結んで描かれた三角形にバランスよく体重をのせていきます。小指のつけ根は他の2つのポイントと比べると少し感じにくいかもしれません。

また、体の重さを支える足の裏には3つのアーチがあります。

①横アーチ　親指のつけ根〜小指のつけ根
②内側の縦アーチ　親指のつけ根〜かかと
③外側の縦アーチ　小指のつけ根〜かかと

足の裏の3つのポイント

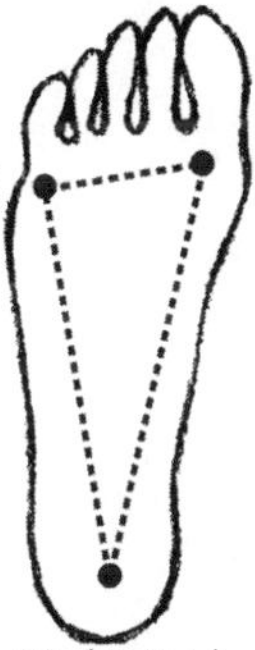

足の裏の3つのアーチ

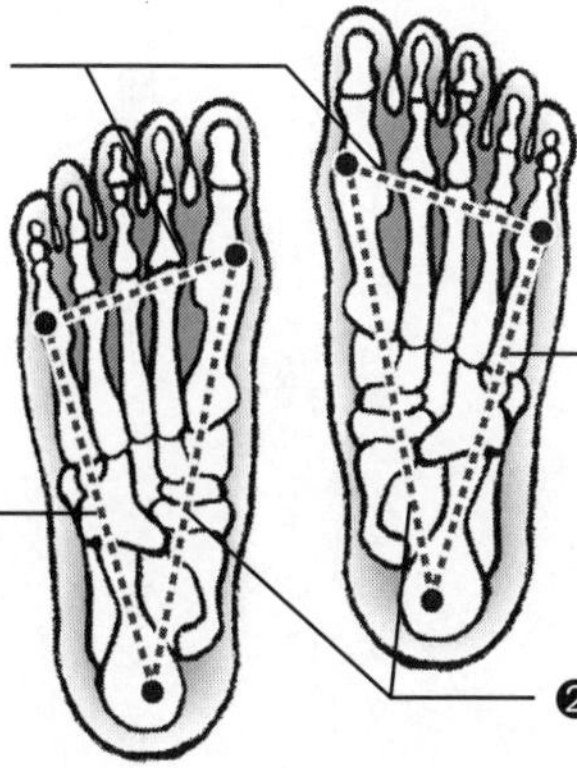

この3つのアーチがバランスよく育まれていると立つときや、歩くときに足の裏にかかる負荷が軽減されたり、走ったりジャンプしたりするときの衝撃を緩和する働きがあります。また足の5本の指に力を入れて床をつかむときにできる指の溝も歩いたときに生じる衝撃を和らげてくれます。

これらの3つのアーチや指の溝が、地面から伝わる衝撃が腰などの体にダイレクトに伝わらないように緩和してくれています。靴屋さんで靴を作るときもこれらのアーチを確認しています。

偏平足《へんぺいそく》はこれらのアーチがバランスよく育まれずに、足の裏が平らな状態。地面からの衝撃が緩和されずに直接体に伝わるので体にかかる負荷が大きくなり、疲れやすくなることも考えられます。

〝タオルのたぐりよせ〟でアーチを育む

これは日本で昔からよく行われている足の裏のアーチをつくる運動です。

かかとでタオルを押さえて固定し、指と指のつけ根を使って『ぐ〜ぱ〜、ぐ〜ぱ〜』してタオルを自分の方へとたぐりよせていきます。

小学校などでやったことのある人もいるのではないでしょうか。立ったままでも椅子に座ってもできて簡単です。どうぞお試しください。

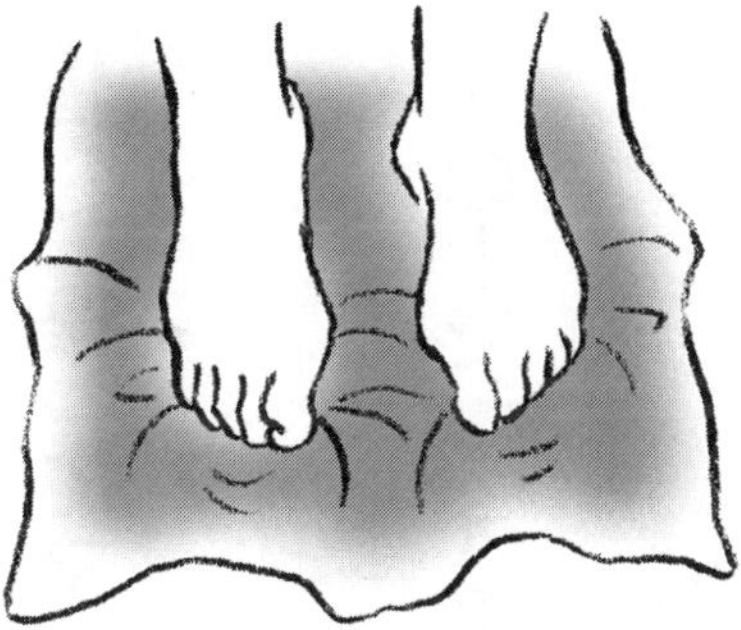

タオルたぐりよせのやり方

①タオルを用意する
②タオルの上にのる（足幅はラクな幅）
③足の10本の指を使ってタオルをたぐりよせる
④タオルをたぐりよせきったら、もう一度タオルを元に戻して何回かくり返す。

ここでは立つ姿勢や足を見てきましたが、しっかりと足で床をとらえ、安定した姿勢でマントラを唱えるときの参考にしてみてください。きっと大地に根ざした安定感のある素敵なマントラになることでしょう。

椅子に座ってマントラ呼吸

電車の中でも、オフィスでも

一日のうちで椅子に腰かけている時間はけっこうあります。電車の中でも、オフィスでも、病院で順番を待っているときでもいいので、タイミングのよいときにマントラ呼吸をはじめてみましょう。その小さな隙間の時間で心身をクリアにして切り替えていくことができます。

電車の中など人目が気になるところでは、自然な座り方でOKです。浅く腰かけているとまわりから不思議に思われるでしょうから、その場に応じたやり方でラクな気持ちで行ってみてください。

両足の裏がしっかりと床に着くような腰の深さで、背もたれに背が着かないようにして椅子に腰かけます。足幅は自分のラクな幅に（目安として腰幅かそれよりも少しだけ広め）。そして背筋をピンと伸ばして胸を開き、姿勢をよくしてマントラを唱えていきます。ここでのポイントは3つ。

・ラクに座って体を安定させる
・足の裏を床にしっかりと着ける
・背筋を伸ばす

安定した姿勢で上半身の力を抜いて行えたらベスト。心地よい感覚を目安にやってみましょう。

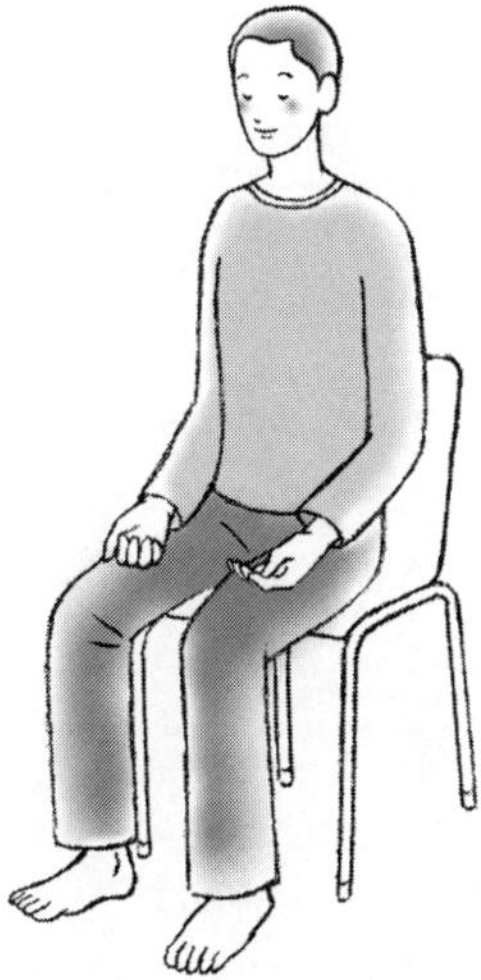

さらに美しい姿勢で

もし、椅子を選べるときは、椅子の高さが膝が直角に曲がるくらいのものをおすすめします。足の裏が床に着かないと不安定になり、深く沈み込むタイプのソファは背中が丸くなってしまいます。両足の下にものをおいて膝の高さが股関節《こかんせつ》の位置よりも少しだけ高めになるようにする座り方でもOKです。

①両足の裏が床に着く腰の深さで、背もたれに背が着かないように座る。

②左右の坐骨にバランスよく体重をのせて、坐骨で椅子をとらえる。

③丹田に力を入れて、腰（仙骨）を立て、頭頂が天井から引っ張られるような感じで背筋を伸ばしていく。あごは自然に引いた状態に。

④手のひらは太ももの上にラクにおいて、肩の力を抜く。手のひらの向きは、上でも下でもどちらでもOK。

⑤丹田を中心に感じて体の左右のバランスがよく、体がまっすぐになっているか、左右の坐骨と正中線をチェック。上半身（上体）の力を抜き、目は閉じるか、前方の空間の目線の収まりのよいポイントに向ける。

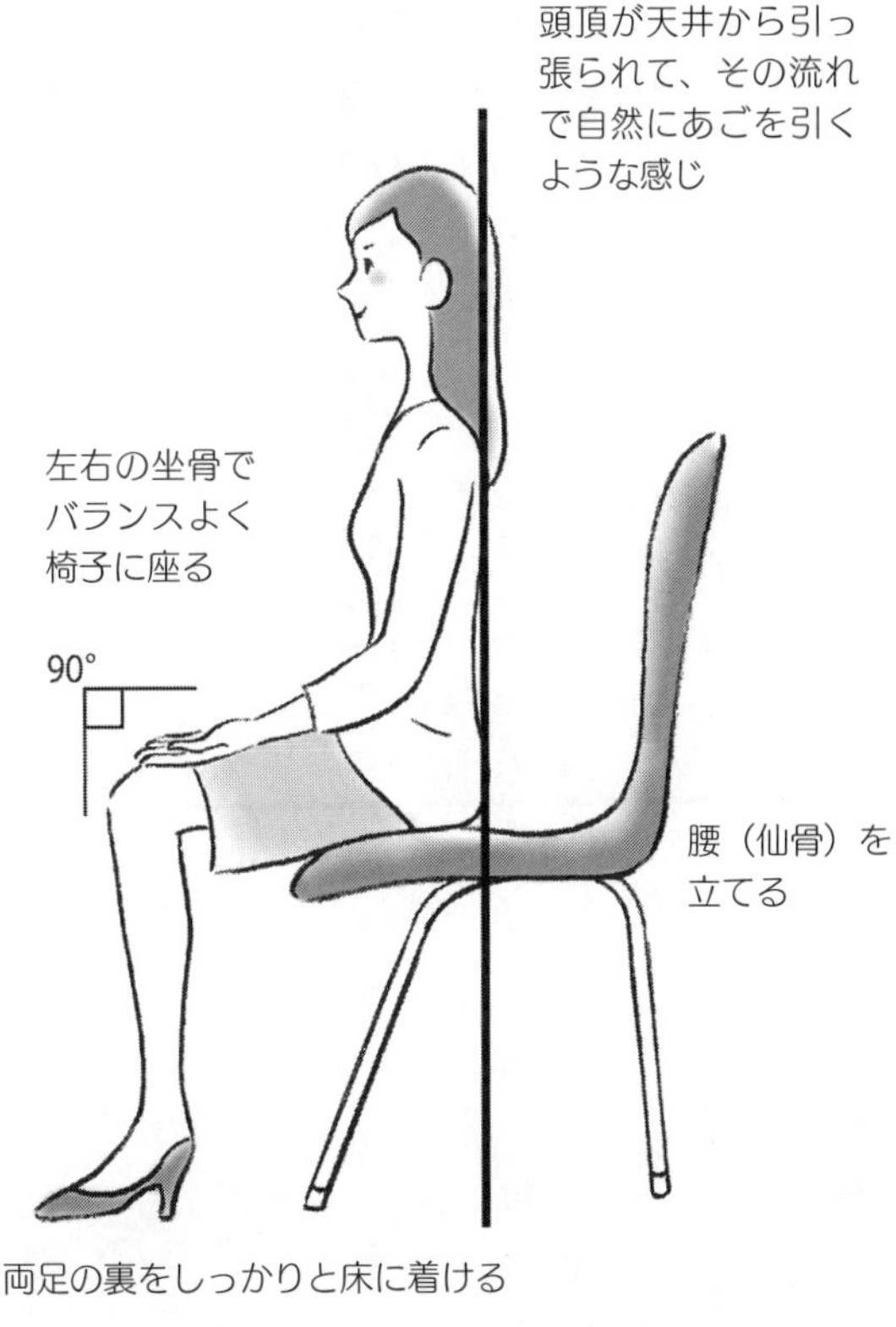
頭頂が天井から引っ
張られて、その流れ
で自然にあごを引く
ような感じ
左右の坐骨で
バランスよく
椅子に座る
90°
腰（仙骨）を
立てる
両足の裏をしっかりと床に着ける

寝ながらマントラ呼吸

目覚めのとき、眠りの前に

寝たままの姿勢（あお向け）は体がとてもリラックスでき、背筋もよく伸び、さらに姿勢が安定した状態になります。他の姿勢との大きな違いは全身から力が抜けた状態でマントラを唱えやすいところです。姿勢を維持することを気にしなくていいので、心の奥深くに意識を集中しやすく、また意識を解放しやすいのです。

心を感じながら頭を解放して、自然呼吸のリズムでマントラを唱えていくうちに、だんだんとマントラからも意識が離れて自然と〝頭が空っぽ〟な状態に移ろっていきます。心の場所がわかりにくいときは、胸のまん中の奥あたりに意識を向けてみてください。

寝た姿勢でのポイントは2つ。

・両手両足をラクに広げて、あお向けになる
・大地に身を委ねるように全身の力を抜く

何も考えない〝心地のよい状態〟〝頭が空っぽな状態〟だったら、そのままの状態でいればOK。

雑念（意識の荒いエネルギー）や執着の状態から、頭をクリアにして〝空っぽ〟な状態になっていくために、呼吸やマントラに意識を向けてアプローチしていますが、必ずしも形式的なマントラ呼吸の流れを踏まなければならないわけではありません。

何も考えない心地のよい状態、つまりニュートラルな状態になればよいのです。あお向けに寝て、気持ちよく呼吸を少しくり返しただけで〝空っぽ〟になれることもあります。どうぞ自由にやってみてください。

ヨガではポーズとポーズの間などに「くつろぎのポーズ（シャヴァーサナ）」というポーズをとって、心身を解放してニュートラルな状態にします。このあお向けの「くつろぎのポーズ」は頭を空っぽにするのにとてもよい姿勢なのです。

シャヴァーサナの〝sava（シャヴァ）〟には「死体」「屍（しかばね）」という意味があり、別名を「やすらぎのポーズ」「屍のポーズ」といいます。体の力みを解放し、物質としての自分の体の感覚を超えていくような感じで、自分の体と床との境界線がないような、大地に溶け込んでいるような、まるで無重力空間に〝ふわ〜〟と浮いている、そんなイメージです。

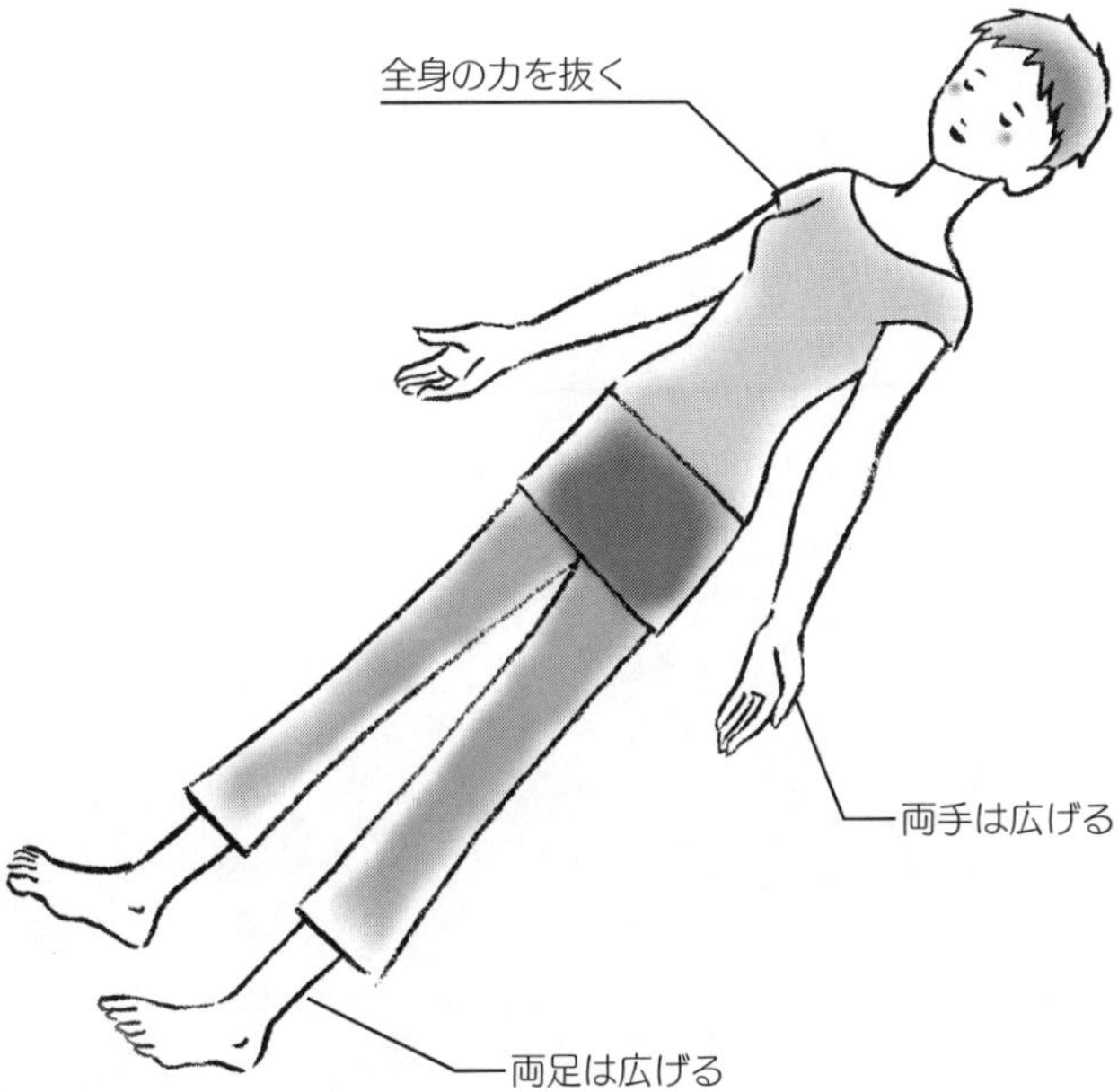
全身の力を抜く
両手は広げる
両足は広げる

3章

ヨガが教える「呼吸」と「幸せ」の関係

ヨガの教えと呼吸

プラーナが意味する「生命力」

　マントラ呼吸法のベースになっている呼吸とは何かについて、改めて考えてみましょう。呼吸とは、いうまでもなく、息を吸ったり吐いたりすることです。吸うことによって空気中の酸素を体内に取り込み、吐くことによって、使わなかった酸素や、酸素の燃えカスの二酸化炭素などを吐き出しています。

　つまり、ヨガにおける呼吸は、ただ息を吸ったり吐いたりするだけの行為ではなく、その根底には「生命エネルギーのやり取りをする」という深い意味があるのです。

呼吸法の「法」は「アーヤーマ」といい、「広がる」「伸ばす」「制止する」といった意味があります。ですから、「呼吸法」＝「プラーナーヤーマ」は「息を伸ばしたり止めたりする」ということ。私たちが無意識のうちに行っている呼吸を〝伸ばしたり止めたりする〟ことを、あえて意識して行い、コントロールしようとするのが、ヨガの呼吸法「プラーナーヤーマ」なのです。

それは、普段、私たちの無意識下で作業している自律神経に働きかけることにもなります。自律神経は、呼吸をはじめ、内臓の働きや血液の流れ、ホルモンの分泌といった全身の働きをつかさどっているもので、自律神経の働きが悪くなれば、体の至るところに不調が現れてしまいます。呼吸のコントロールは、私たちが自分の力で体や心を変えられる手っ取り早い手段でもあるのです。

呼吸は吸う・吐く、そして止める

呼吸というと、「吸って」「吐く」という2つの行為のように思われますが、実際は、この間に「息を止める」という行為があります。深呼吸をしてみてください。息を吸ったあと、吐くまでの間に、一瞬、間が空くのがわかるでしょう。息は吸ってすぐには吐き出せないものなのです。私たちは普段の呼吸のときも、この3つのプロセスを自然に無意識に行っています。

この「息を吸う」「息を止める」「息を吐く」という行為を、ひとつひとつ意識して行うのが、ヨガの呼吸法です。

①息を吸う「プーラカ」（吸気）

お腹の筋肉を弛め、新鮮な空気で体を満たす。

②息を止める「クンバク（カ）」（止息・保息）

止める。お腹を引き締め、肩の力を抜き、体という「壺」に水をためているような気持ちで保息する。

③息を吐く「レーチャカ」（呼気）

お腹を凹ませて、古い空気をすべて絞り出す。

そして、この3つのプロセスを行うことで、私たちは宇宙の万物と生命エネルギーのやり取りをしています。

吸気は宇宙のエネルギーを受け取る行為であり、保息は、そのエネルギーを体内の隅々にまで行きわたらせ、活性化させる行為です。そして、呼気によって汚れた空気や燃焼しきれなかった空気を吐き出し、同時にすべての「毒素」を吐き出します。新たなエネルギーを取り入れるために、一度、自らを空っぽにするのです。

こうした呼吸法（プラーナーヤーマ）の実践によって、私たちは常に新しい酸素と生命エネルギーを取り込み、古いものや余分なものを排出（デトックス）しています。吐き出すという行為には、息や二酸化炭素といった体の側面だけでなく、マイナス思考や雑念を吐き出すという心の側面もあります。

だから、呼吸法を行うと、スッキリとした感覚を味わえるのです。

細胞ひとつひとつに宿るエネルギー

呼吸によって体の状態を知る

プラーナ（生命エネルギー）は、人間だけでなく、宇宙の生物・無生物すべてのものに存在しているエネルギーのことです。もちろん、私たちの体の細胞ひとつひとつにも宿っていて、呼吸という手段によって、大気に存在する生命エネルギーとやり取りしています。

私たちの体内に入った生命エネルギーは、細胞を活性化させ、古くなった細胞は新しい細胞と入れ替わり、一刻の休みもなく体を変化させていきます。今この瞬間の自分は、10分前の自分とも、1時間の前の自分とも違う、新しい自分です。生命エネルギーによって、自分も、まわりの環境も、そして、宇宙も刻々と変化しています。

例えば、目の前にあるテーブルや壁は、無生物だから変化していないように見えますが、時間が経てば、やがては老朽化していきます。生命エネルギーによって変化しているのです。花のように目に見えて変化しているものもあれば、時計のようにまったく変化しないように見えて、あるとき、古くなったり壊れたことを発見し、その変化に気づくものもあります。

すべての物に生命エネルギーは宿り、変化しつづけているのは、宇宙の永遠の真理です。私たち人間も、その例外ではありません。

このようにして見ると、「呼吸のあり方が、私たちの今を築き上げている」といっても過言ではありません。私たちは、吸気によって大気（＝宇宙の生命エネルギー）を取り込み、心身の生きる力（＝エネルギー）を充実させています。そして、呼気によって不要なものをデトックスする――。

これらの作業が、どれくらいスムーズに、どのように行われているかによって、私たちの心身の状態は変わってきます。

ここでは、呼吸と体の関係について見てみましょう。

日頃、時間に追われて生活していると、気持ちに余裕がないためストレスをため込みやすく、自然に背中が丸まって、うつむいた姿勢になりがちです。すると呼吸は浅くなるので、体内に必要なエネルギーを十分に取り込むことができません。

そんな日常の中で、ふと呼吸をすることを意識し、呼吸を深いゆったりしたものに変えてみると、どんな変化が起きるでしょう？　体内には必要な酸素やエネルギーを十分に取り込めるようになるので、全身にエネルギーが行きわたり、60兆個もあるすべての細胞がイキイキと活性化します。すると、すべての内臓がきちんと働くようになり、脳も活性化されるので、体と脳の神経回路（連携）がスムーズになり、全身の不調が少しずつ解消されます。

その効果は、冷えの改善、免疫力アップ、肩こりや疲労の解消、胃腸の調子がよくなったり、肌のトラブルの解消などなど……、枚挙にいとまがありません。

まずは、呼吸を意識して深いものに変えることによって、自分の体がどう変化するか――。自分の〝体〟という感覚を味わってほしいと思います。みなさん、「自分の体のことは自分が一番よく知っている」と思いがちですが、意外に知らないんだということに気づくと思います。

体が変わると心も変わる

体が変わると、心も変わります。

体の不調については、「不調があるのは日常的だから、もう気にしない」などと思ってしまいがちです。でも、「ああ、肩がこっていてツライ」とか「頭が痛くて嫌だな」というマイナスの感情は、常に頭の中に存在していて、それが思考や感情にマイナスの影響を及ぼします。その影響は、決して小さいものではありません。

だから、呼吸を変えて体の不調が取れると、それだけで、心が明るくなってくるのです。

例えば、吐いたり吸ったりする呼吸に合わせて、伸びをしたり体をねじったりしてみましょう。呼吸に合わせて、普段使っていなかった筋肉や関節を動かしてみると、それに対応する脳細胞の血行がよくなるので、「気持ちいい！」と感じます。気持ちがいいのは、「生命が喜んでいる」ということ。その結果、心が自然にリラックスしてくるのがわかります。

呼吸は、心とも直接的に結びついています。これはヨガの教えの深い部分になりますが、「チッタ」（サンスクリット語で「心」のこと）は、「プラーナ」（呼吸・生命エネルギー）と「ヴァーサナー」（欲望）という2つの力によって動いているといわれています。欲望は暴れ馬のように跳ねまわり、それが私たちの心に怒りや不満、不安などをもたらすので、プラーナ（呼吸）を意識的にコントロールすることによって、欲望を抑え、心を落ち着かせます。

それが、ヨガで教えている「呼吸法」（プラーナーヤーマ）です。このことについては、また後ほど説明しましょう。

ヨガの教え「八支則《はっしそく》」と呼吸法

ヨガは心身の鍛練法だった

今、世の中には、呼吸法のハウツー本がたくさん出ています。それだけ、呼吸のしかたが、私たち人間の心と体、そして存在そのものに大きく関わっていることが、改めて見直されているということでしょう。

ヨガの教えの中でも、呼吸法は自分の心を見つめ、自分を律するための重要な鍛錬法のひとつとして位置づけられています。そもそも、自分の呼吸を観察することで自分の心の状態を見ることに目をつけたのは、お釈迦さまだったといいます。それを教わった弟子たちは、自分自身の呼吸を観察し、よりよい心の状態をつくりあげていったといわれています。

ヨガが発祥した約5000年前の古代インドでは、ヨガや仏教、ヒンドゥー教といった哲学や宗教は、まだ渾然《こんぜん》一体としていました。その後、インドのパタンジャリら、数人によって『ヨーガ・スートラ』という経典にまとめられヨガが体系化されました。

それが、今私たちが知っているヨガの原形です。その『ヨーガ・スートラ』によると、ヨガの目的とは、「何ものにも動じず、執着しない心の境地に達すること」。つまり、「悟り」や「解脱《げだつ》」などといわれる境地に達することになります。

というと、「ヨガって修行だったの？」と驚かれる方がいるでしょうか？　今の日本でヨガといえば、健康法や美容法として知られているのが現状です。主に女性を中心として広まっているヨガブームの根本には、美容やダイエットという目的があるでしょう。

でも、この頃のヨガは、根底に人としてどう生きるかという思想や哲学であり、その教えに則《のっと》って心身を鍛えるための鍛錬法なのです。今の日本で流行しているヨガは、ヨガの捉え方はその人によっていろいろあっていいと思いますがその一部分であるポーズをとることがクローズアップされているのです。私はヨガは自分という人間の〝いのち〟の探究や「あり方」のようなものとして捉えています。

現代のヨガは老若男女にかかわらず、誰でも、何歳からでもはじめられるスタンスで行われています。マントラ呼吸法は、その人のいのちをベースにして、ヨガや日本語の響きなどを参考にして、誰でも簡単に呼吸法と瞑想をふだんの生活に取り入れることができるよう考案しました。

ここで、ヨガが本来持っている考え方に少し触れてみます。さらに、マントラ呼吸法を取り入れることの意味を理解していただけると思います。

「心のあり方」を追究

「ヨーガ・スートラ」という経典の中に、ヨガは「解脱」を目指し、「心のあり方」を命が尽きる瞬間まで高めていく鍛錬（＝修行）の方法として確立されてきました。その修行の具体的な方法は8段階に分かれており、「八支則」としてまとめられています。

1　ヤマ（禁戒《きんかい》）
2　ニヤマ（勧戒《かんかい》）
3　アーサナ（坐法）
4　プラーナーヤーマ（呼吸法）
5　プラティヤーハーラ（制感《せいかん》）
6　ダーラナー（凝念《ぎようねん》）
7　ディヤーナ（静慮《じようりよ》）
8　サマーディ（三昧《ざんまい》）

3段階めにあるアーサナは坐法（つまり坐り方）で今、日本で広まっているヨガのポーズは、この坐法とそれ以降の時代に生まれたさまざまなポーズをベースにしたものと考えられます。この本でお伝えしている「呼吸法（プラーナーヤーマ)」は、その上の4段階目にあります。

この頃のヨガの鍛練法では、まずは体を整えて、そして呼吸を整える段階に進むのです。呼吸は、人間なら誰でも無意識のうちにしている当たり前のことではありますが、それを意識的にコントロールすることに、精神の深奥に通じる深い意味を見い出してきたのです。

第1段階「ヤマ（禁戒）」

では、八支則の説明をしていきましょう。

1段階目の「ヤマ（禁戒）」は、人間として生まれた以上、誰もが守らなければならない最低限のルールのことです。

①アヒンサー（非暴力）……暴力をふるわない、何者も殺さない
②サティヤ（正直）……嘘をつかない、誠実である
③アスティーヤ（不窃盗）……人の物を盗まない、人の持ち物を羨まない
④ブラフマチャリヤ（節制）……淫欲を制し、愛のある性生活を送る
⑤アパリグラハ（不貪《ふとん》）……必要以上の欲を持たない、むさぼらない

という5つの教えです。

私たちが小さいころから、親や大人に教えられてきた道徳のようなものです。でも、必要以上の欲を持たないことなど、頭ではわかっていても、実践できているかといったら、なかなか難しいものもあります。ヨガでは「欲に執着しない」という心のあり方を大切にしています。この5つの教えは基本的なことですが、私たちが幸せに生きることと深い繋がりがあるので、また後ほど詳しく説明しましょう。

第2段階「ニヤマ（勧戒）」

1段階目は道徳のような教えだと述べましたが、その上の2段階目の「ニヤマ（勧戒）」は、人間としてのマナーやエチケットのようなものです。

①シャウチャ（清浄）……心身を清浄に保ち、清浄であるものを食べ、自分のまわりの環境も清浄に保つ

②サントーシャ（知足《ちそく》）……足るを知る。今自分が持っているもの（自分の心や体、自分が置かれている環境も含めて）に満足し、感謝をする

③タパス（苦行）……情熱をもって努力する、努力を続ける
④スヴァーディヤーヤ（読誦《どくじゅ》）……自ら学ぶ、学び続ける（直訳は、声を出して経文を読むという意味）
⑤イーシュヴァラ・プラニダーナ（自在神祈念《じざいしんきねん》）……神（＝大宇宙）の存在を信じ、自分のあり方（＝小宇宙）を自然なものにする

という5つの教えです。

この教えも、当時、考えられていた人としてあるべき基本的な姿勢をよく表しています。ここでは、非常にざっくりとした簡単な説明にとどめましたが、ひとつひとつ丁寧に読み直していただければ、きっと心に深く響くものがあることと思います。

第3段階「アーサナ（坐法）」

八支則の3段階目にくるのが「アーサナ（坐法）」。「アーサナ」が「坐法」と訳されているように、ここでは、本来、瞑想をするときの座り方を教えるものだったようです。当時のアーサナは坐法を中心としたものでした。ここでは現在、

よく行われている動きのあるポーズについて説明します。

現在、みんなに親しまれているポーズが考案されたのは、ずっと時代が下ったあとのこと。人間には何百という筋肉や関節があり、臓器や神経回路があります。そのひとつひとつに働きかけるために、多くのポーズが編み出されたとも考えられています。

ヨガのポーズには動植物や自然現象の名前がつけられていることが多いのです。動物や植物の持っている強い生命力や万物が持つパワーに敬意を表し、その力を自らの体内にも取り込みたい、という思いがあったのかもしれません。

私は、ヨガのポーズは「失われた体のバランスを取り戻す行法である」と考えています。体の凝り固まった部位には柔軟性を与え、弱っている部位には力を呼び覚ましてくれる、動きのあるもの、と捉えています。

八支則に戻ってみると、坐法には、単に姿勢を整えるという目的だけでなく、その先にある瞑想（＝心の整え方）の準備段階としての意味もあることがわかります。

ヨガの神髄ともいえる瞑想を行うためには、まず人としてあるべきルールを守り、坐法で体を整え、呼吸法で呼吸をコントロールするという準備が必要と考えられていたのです。ヨガがスポーツやストレッチと違うのは、体を動かすことで自分と向き合うという、心のあり方もかかわっているところです。自分という存在のあり方です。

また現在行われている、ヨガのポーズでは、バランスを整えることを大事にしています。ポーズであれば、左右や前後といったバランスが均等になるように、凝り固まっている側をほぐしていくのです。それは、体のゆがみを調整することに繋がります。

具体的には、ポーズを行いながら、自分の意識を体に集中させます。ヨガでは、「先生のように体が曲がらない」とか「まわりのみんなのように上手にできない」といった、誰かと比較したり、競争したりする必要はありません。

自分の体に集中して、「今日はどこまで曲がるか」「どこに違和感があるのか」といった、今の自分の体の現実を知ることを目的としています。それは、自分の体と対話をすることです。それがまた、自分の心を見つめることにもなるのです。

ポーズをとって体を動かすと、「スッキリした」という爽快感が味わえるのは、凝り固まっていた体がほぐれたからでもありますが、自分でも気づかないうちに、心も整っているからです。

第4段階「プラーナーヤーマ（呼吸法）」

八支則の4段階目になると、ようやく「プラーナーヤーマ（呼吸法）」が登場します。ヨガを極めるためのプロセスでは意外にも、体を使うポーズより、呼吸法のほうが難易度が高いのです。

一見すると、ヨガのポーズのほうが難しそうに思えますが、実は、呼吸は心と直接的に結びついているものであり、呼吸のしかた如何《いかん》によって、心のありようをコントロールすることができるのです。

呼吸は誰でも無意識のうちに行っている行為ですが、これをあえて意識的に行うことでコントロール下におくと、よけいな欲望が自然に抑えられて、心が穏やかになります。反対に、欲望を野放しにしていると、呼吸が乱れ、心に悩みごとが多くなってしまいます。

つまり、ヨガにおいては、呼吸を意識的にコントロールして、よけいな欲望を抑え、心を平穏に保つことが重要だと考えられているのです。そうした平穏な心の状態を、ヨガでは「解脱」に到達するといいます。私たち一般人ができる範囲でいえば、それが「幸せになる」ということでしょう。

マントラ呼吸法も、このヨガの考え方に沿い、呼吸を整えることで心を穏やかにし、幸せになることを目指しています。


マントラ呼吸法のベースになっている丹田呼吸法（54ページ参照）は、息をゆっくりと吸ってゆっくり吐くものですが、ヨガにはほかにもたくさんの呼吸法があります。それは、アーサナ（ポーズ）が多数あるのと同じで、私たちの体の筋肉や関節、神経、臓器など、あらゆる部分を刺激するために、いろいろな呼吸法によって全身を刺激するのです。

ヨガが誕生した古代インドの時代は、アーサナや呼吸法を行うことにより、自分で心身を整えて健康を保っていたのです。そのために、風邪をひいたときの呼吸法や消化力を高めるための呼吸法など、体の不調にアプローチする呼吸法もあります。

現代の科学で見れば、呼吸は自律神経が支配しているものであり、呼吸を意識的に整えることで、自律神経が整えられます。すると、気血の流れがよくなるので、全身に栄養を届けて不要なものを体外に排出する作業がスムーズに行われるようになります。また、深い呼吸で酸素を十分に取り込むことが、全身にエネルギーをいきわたらせることになります。

第5段階「制感（プラティヤーハーラ）」

ここから、いよいよ瞑想《めいそう》の段階に入ります。

瞑想の第一段階は「制感」といって、「感覚の諸器官をそれぞれの対象から引き戻す」という作業をします。抽象的でわかりにくい表現ですが、一般的な言葉でいえば、目・耳・鼻・舌・皮膚といった感覚器官の働きをシャットアウトし、自分の内側である心の動きに全感覚を向けるということです。

つまり、人の声や車の音といった音がしても、花の香りや食べ物のにおいが漂ってきても、それに気をとられないようにします。暑さや寒さといった皮膚感覚も遮断してとらわれないようにします。

こう書くと難しいことに思うかもしれませんが、私たちが無我夢中でひとつのことに取り組んでいるときは、意外とこうした境地にいるものです。一生懸命パソコンに向かって仕事をしていて、人に声をかけられたのにも気づかなかったり、空腹でおなかがグーグー鳴っていることを、仕事が終わってからようやく気がついたなんていうことがあるのではないでしょうか？

それが趣味でも、家事などの作業でも、遊びでもいいのです。夢中で何かに没頭することも瞑想のひとつだといわれるのは、知らないうちにこうした心境に入れるからなのです。

第6段階「凝念（ダーラナー）」

第5段階の「制感」で外界との関係をシャットアウトした次に行うのは、「凝念」といって、心を特定の一点に縛りつけることです。特定の一点というのはヨガの経典では具体的なことが書かれていませんが、たとえば、自分の外側にある一点だったり、もっとわかりやすくいえば、自分の心の内側かもしれません。すでに悩みごとや考えごとから離れて、心の中はクリアに澄んでいます。その内側へ内側へと意識を集中させ、自分で意識できる顕在《けんざい》意識のさらに奥底にある潜在意識へと働きかけていきます。

第7段階「静慮（ディヤーナ）」

第6段階の「凝念」で意識を一点に凝集させたら、今度は、その意識をクリアな状態のまま広げていきます。

これも非常に一般的な言葉での説明になりますが、あるがままの自分を、あるがまま受け取る作業でもあります。自分で自分のことを見る尺度は、ほとんど社会的な見方が多いものです。自分は太っている、気が弱い、抜けているところがある、気が利かないなど……。

それは、今まで生きてきた中で身につけた社会的な視点です。でも、太っていることは悪いことではないし、もしかしたら、自分は太っていないのかもしれません。

瞑想とは、そうした先入観をすべて取り去って、潜在意識の中に眠っているあるがままの自分を見つめる作業でもあるのです。

第8段階「三昧（サマーディ）」

意識がひとつの対象に集中し、思考は停止し、心は平静に澄みわたり、平安にあふれます。この「三昧」に達することを、「解脱」といいます。この世の中のすべての事象から解き放たれて、何事にも動じない平静な心を保てるようになることで、そこがヨガの終着点という見方です。

一般的には、心身が幸せに満ちあふれるとか、心身が宇宙と一体になるなどと表現されることもあります。

現実的にはこの8段階をひとつひとつ登っていくようなスタイルは難しいと思います。それは、私たちが実際に生きていて同時進行的に多くのことが進んでいると思われるからです。

ここでは主にヨーガ・スートラというヨガ経典の一部を例にあげて、先人達の歩みをみてきましたが、それは先人達が自分の〝いのち〟をベースにして人間探深く呼吸をすることで、生命エネルギーを十分に吸い込み、エネルギーが体の隅々にいきわたるのを感じることで、自分の「体」という感覚を味わうことができます。自分の体が充足していることが感じられると、心にも充足感があふれてきて、満ち足りた気持ちになります。

ヨガでは、人間の体は小宇宙であり、宇宙と一体化していると考えています。そのことについて少し説明しましょう。

ヨガにおいては、人間の体は「地《ち》・水《すい》・火《か》・風《ふう》・空《くう》」という五元要素でつくられていると考えられて、

「地」は、骨と筋肉
「水」は、血液やリンパ液
「火」は、体温
「風」は、呼吸
「空」は、生命全体

を意味します。

つまり、人間の体は、広大な大宇宙の構成と同じであり、人間は、宇宙の縮小体にほかならないということ。よって「人間は小宇宙である」ということなのです。

そして、宇宙が一刻の休みなく変化しているのと同じく、私たちの体も変化しつづけています。宇宙のどこかはるか遠くでは星が新しく誕生したり消えたりしていますし、自分の身のまわりの宇宙でも、すべてのものが刻々と変化していま す。紙も、時計も、コップも、一瞬前と一瞬後では、すでに変化しています。

それは私たちの心や体も同じ。呼吸のしかた、血液の流れ、考えること、感情の動きなど……私たちを形づくるすべてのものが、一瞬一瞬変化しながら生きています。

そうやって変化していく宇宙と自分。今、目の前にあるコップと自分はまったく関係ないと感じるかもしれませんが、実は宇宙と小宇宙である自分自身は一体化しているもので、その間にも生命エネルギーのやり取りがあるのです。

宇宙というと、とても壮大なものに思えますが、宇宙は自分の中にもあるということが感じられるようになると、心身の充足感が高まって、密になり、幸せ感を感じられると思います。

この自分の心や体との対話がとても重要です。まわりのみんなに合わせたり、世の中の常識で自分を縛ってしまったりすると、生きるのがとても窮屈になります。常に、自分の心や体と対話をすることで、今の自分にとっての要・不要を知り、自分の自然な流れに合わせて生きることができるのです。

自分にとって不要な欲や不要なものを手放すこと、それは、心身をきれいに掃除することです。ヨガの経典である『ヨーガ・スートラ』には、よく体内の気道を「清掃する」という言葉が出てきますが、これを現代の言葉に置き換えれば、自分の心身の「毒出し」や「デトックス」をするということです。

よけいな欲や想念を捨て、いつもリラックスした自然体でいること。それは、自然の流れとともに生きることであり、ヨガはそうなるための練習をしているのかもしれません。

自然の流れと共に生きる

呼吸法によって、自分の心や体のあり方を感じることは、自分（＝小宇宙）を通して、大宇宙の法則（＝自然の法則）を見つめ、学ぶということです。

自分の心や体がラクで、自然でいられ、生命がワクワク喜んでいる感覚をつかんでほしいと思います。呼吸法を毎日の生活に取り入れることによって、心や体が常にリラックスした自然体でいることを、心身に記憶させていってください。

それが、自然の流れと共に生きるということで、一番自分らしく生きることに通じます。

自然の流れ（＝自然の法則）は人によって違うでしょう。また、自分という小宇宙と大宇宙とのつながり方（＝宇宙との一体化）の感覚も、人それぞれでしょう。「自分にとって心地よい状態とは何か」ということを追求していってほしいと思います。

ヨガは、人と自分とを比べたり、まわりに合わせたり、競ったりする世界ではありません。現実の世界では、人に合わせなければならないこともたくさんあります。生きている限り、何らかの競争からは逃れられないでしょう。でもそれは自分の意識の問題でもあるのです。表面的には競争という〝かたち〟の中にいても、その人にとっては競争を超えた自己表現の場であることもあるからです。

マントラ呼吸で〝プチ修行〟

できるときもあれば、できないときもある

マントラ呼吸法は、サッと1分から行える簡単さ、ふだん使いができるところが魅力のひとつですが、もう少しやってみたいと興味がでたり、時間に余裕がある場合は時間をかけてやってみてください。真剣に〝遊ぶ〟感覚で、だけれどもラクな気持ちで行ってみましょう。

1分にとらわれず、腰をすえて、時間に区切りをつけず、自分の気持ちが「もうこのくらいでいいかな」と感じるところまでやってみるのです。

重心線

横から見たときに図のような体の各ポイント（耳、肩峰《けんぽう》、大転子《だいてんし》、膝関節、外《そと》踝《くるぶし》）を通る線。体への無理な負荷がかかりにくい状態になるので理想とされる線。（前後のズレをチェック）

姿勢を保つ筋肉が育まれるのに時間が必要なので、なかなか急に理想的な体の状態になるのは難しいかもしれませんが、どうぞこの2つの線も参考にしてみてください。

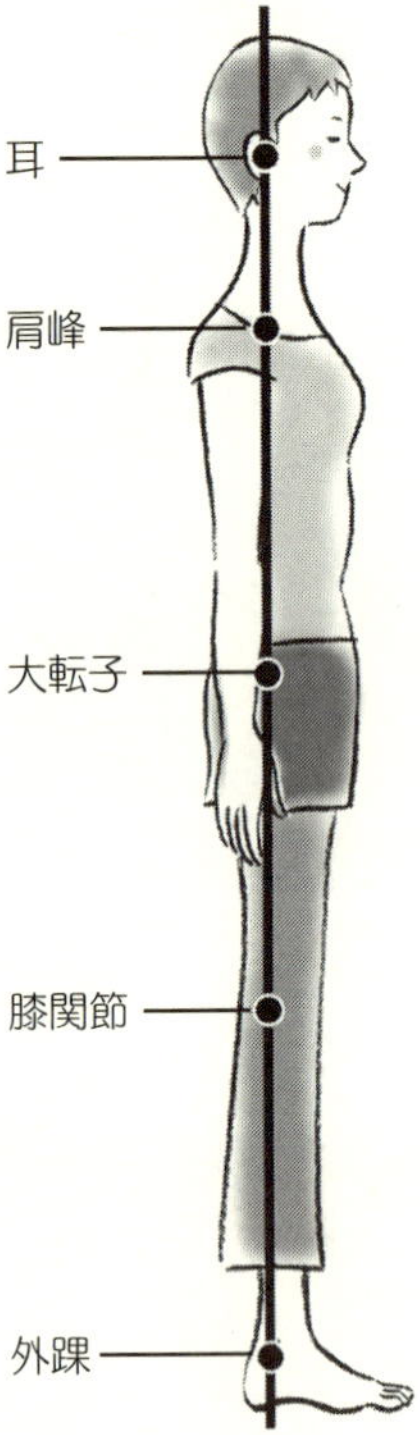

ヨガの考える幸福とは

純度の高い自分になる

ところで、あなたの幸せって何でしょう？　日々の生活に流されていると、幸せについて改めて考えることは少ないかもしれません。

幸せの感じ方やカタチは、人それぞれです。好きなものをお腹いっぱい食べられたという日常の些細なことに幸せを見つける人もいれば、人生の大きな目標に向かって行くことを幸せと感じる人もいるでしょう。自分の中にある目には見えない何かを見いだしてそれを感じる人もいるでしょう。

究をしていったという流れにヨガが基づいたものだからです。

〝知識〟や〝方法論〟ありきではなく、自分のいのちの声を聞いて環境やその人の状態が変化すれば方法も変わってくるので、いのちに根ざして行うことがやはり大切です。

私たち一般人は、生活の中に呼吸法や瞑想を取り入れることで、心をクリアにする練習を続け、より幸せな自分を目指していこうと考えるのがいいと思います。

「私は本当は何がしたいんだろう？」

「私の幸せって何だろう？」

という問いかけは、実は、自分の心や体との対話です。それは、より深い部分で自分自身に繋がっていく、とても大切な、自分にとって神聖な作業です。より深い部分の自分を感じていくこと、そのように生きていくことが、より深い幸せに繋がっていくのです。

「私にとっての幸せとは何か？」「私は本当は何がしたいのか？」「本当の自分とは何か？」といった問いを自分に投げかけ、自分の心と対話をすることも、マントラ呼吸法の目的のひとつです。

ヨガでは、心の中に「純粋」なものと「不純」なものがあると考えます。不純なものとは「欲望」「執着」「怒り」といった思考や感情であり、それが心を乱すのです。

欲には、私たちが生きていくための3大欲――食欲・性欲・睡眠欲――があり、それを満たすことは必要です。でも、「もっと食べたい、もっと食べたい」と必要以上に欲を持つのは、心の中に「不純」を抱えることになります。

「欲」という感情には気をつけていないと、例えば人を愛するという「純粋」な感情も、「もっと愛されたい」「もっと○○をしてあげたい」という利己的な要素が強くなると「強欲」になってしまいます。さらに、「こんなに愛しているのに応えてくれない」という「執着」や「怒り」の感情も湧いてきてしまいます。

だから、呼吸と瞑想によって自分の不純な感情や考えに気づき、それを放り出して、何もない「空っぽ」の状態を目指すのです。そうやって心を整えれば、心は純粋なもので満たされるようになり、こうした状態を「いのちの純度が高くなる」といいます。

いのちの純度を高めることが、より幸せになることといえるのです。

ヨガの呼吸法は、この、より深く、よけいな欲のない純度の高い自分になっていく上で、とても重要なサポート的な役割を果たします。

人間の体は小宇宙である

呼吸法には、宇宙と生命エネルギーのやり取りをするという意味もあると書きました。

でも、一日のうちのほんの短い時間でもいいので、呼吸法を行って、ふっと目の前の現実の世界から離れ、自分の中の小宇宙を見つめてみましょう。そのわずかな時間で、心も体もリフレッシュし、本来の自分らしい自分の感覚を取り戻すことができるでしょう。

まずは、頭と心がスーッとクリアになる感覚、体がほぐれてリラックスした感覚を味わうことからはじめてみてください。

4章

頭を空っぽにしたら、幸せになれる

幸せを実感できる

何が幸せかを決めるのは自分

マントラ呼吸法は、自分の呼吸に意識を向けて丁寧に行ったり、マントラを唱えることによって、自分の〝いのちの幸せ〟にアプローチしていくことができます。

ここでいう幸せとは、〝頭が空っぽな状態〟〝頭がスッキリしたクリアな状態〟〝ニュートラルな状態〟〝自然体〟などということばで表現できます。

そしてそこ（頭が空っぽ）から生み出される状態や、マントラ呼吸法によって生じる心身（いのち）の変化もまた幸せになります。

つまりここでの幸せは、次のような感じになります。

①　頭が空っぽな状態そのもの
②　頭が空っぽな状態から生まれる状態
③　マントラ呼吸法によって生じる心身（いのち）の状態

ただ、本来幸せとは、自分が自然にそう感じたり、ただそうあるような自分のいのちに由来しているものだと思います。理屈や知識、表面的にこの条件が揃ったら幸せになれるといった頭ごなし的なものではなく、もちろんマニュアル化もできません。

自分のいのちや自分の感性に根ざしたものでないと、どうしても何か違う方向に行ってしまいます。それが自分の〝いのち〟を生きるということなのかもしれません。

自分のいのちを生きないと、自分が生きている実感が薄いので何をしても幸せな状態にはなりにくいでしょう。逆に言えば、自分のいのちを生きていたら、人生いろんなことはあるかもしれませんが、自分が生きたという確かな実感や想い出が残ります。それこそが、かけがえのないその人の幸せと言えると思うのです。

例えば、わかりやすく私たちに身近なお金を例にあげますが、お金があればもちろん幸せですが、もう少し詳しく見てみると、お金があって幸せなのは、お金というアイテムを使って自分のいのちを繋いだり、自分のいのちに根ざした活動やいのちが喜ぶことができるからだと思います。お金があっても自分のために(自分のいのちの延長線上・自己表現など)に、それを使えないのであれば、それは幸せに感じることができないのではないでしょうか?

手放すことで得られる幸せ

このことはお金に限らず、いろんなことに当てはまります。自分のいのちに根ざして〝ある〟、何かに〝使う〟ことで、その何か（お金というエネルギーなど）もより生きてくるのです。そして自分のいのちがしっくりとくるような感覚も、いろんなことに感じられるかもしれません。

また、ある人が手放したものが、ある人にとってはお宝になることもあります。それぞれの人がそのときに応じて、自分にとってよいことを選んでいるのです。手放すことが幸せになることもあれば、手に入れることが幸せになることもあります。

つまり、幸せや自分にとっての正しさを、自分のいのちを無視して決めたり、ましてや外側から一律化することはとても無理のあることで、当たり前ですができません。

幸せは、やはりその人が決めることです。その人の感性や解釈、いのちが決めているのです。幸せは自分にとっての正解、しっくりくる感覚。

マントラ呼吸法でできることは、頭を空っぽにすることで、そうした自分のいのちに由来する感覚を受け取りやすい状態（感じやすい状態）にしたり、自然体であるという状態（クリアな状態、ニュートラルな状態、しっくりする状態）へアプローチしていくことです。

これは無数にある方法の中のひとつとしてお考えください。もっと言えば日常生活の中で私たちは意識せずに頭を空っぽにして自然に調整しているのです（ふと「ぼーっ」としているときなど）。

幸せはあなたが自分でそこに感じることができるし、どのように解釈するのかも選べます。あなたが作ることができるということをどうぞ思い出してください。

「忘れては思い出し」のくり返しかもしれません。そしてそのペースや内容は人によって違いますが、自分由来の幸せを大切にしていけるのがよいと思います。

このマントラ呼吸法はこのようなスタンスで行っていきましょう。

夢中になることで、自分を超える

私たちは夢中で何かに取り組んだり、我を忘れて没頭したりすることがあります。また逆に何もせずにぼーっとしているときもあります。例えば夢中に勉強したり、我を忘れて草むしりに没頭したり、喫茶店でぼっーとしたり……。これらは表面的には〝何かをしている〟のと〝何もしていない〟で違う状態のように見えるかもしれませんが、共通する点があります。

それは自分という〝個〟の枠を超えた状態であるということ。

夢中に何かに取り組んでいるときは、その対象・行為と一体になっているときが多く、我を忘れて草むしりをしているときは、草はむしっているけれど頭の中は空白に近いような状態になることもあります。

喫茶店でぼーっとしているときは、具体的な対象が何もなくて、漠然とした何かに意識が繋がっているような状態のときもあります。このように見ていくと、私たちは日頃から、自分という枠を超えて何かに繋がっている状態、影響し合っている状態であることに気づきます。

そうした意識の視点で考えると枠さえあるのかわからなくなりそうですが、自分のいのちがあってはじめてこうして存在し、まわりと繋がりながら日常を過ごせていることを考えると、そういう意味でやはり自分のいのちの枠に根ざして生きていると思います（とてもスケールの大きな視点では、宇宙全体がひとつのいのちという考えもあります）。

“個”という枠にとらわれない

対象と一体化しているケース

例……夢中で何かに取り組んでいる状態。仕事や勉強と一体化しながら行っているようなときのことです。マントラ呼吸でいえば、マントラに意識を集中して唱えている状態。

意識を対象に少し残しながらも頭が空っぽに近いケース

例……手元に少し意識を残しながらも無心に草むしりしているような状態。

ある一定の集中した状態を維持しながら、ぼーっとしているケース

例……会議や喫茶店などで見るとはなしに空間を見つめていて（意識を集め）、誰かから「おい！」と突っ込みを入れられて「ハッ」とするような状態。具体的な考えごとをしているわけではない。

頭が弛んで解放されているケース

例……寝ているときやそれに近い状態

私たちは自分という個のいのちを維持し、経験しながら生きている側面があります。どうしてもそこに意識が集まりがちになり、その自分という視点が無数の経験をもたらしてくれますが、同時に雑念やストレスなどにとらわれる状態が生じてくるわけです。

もしもこうした雑念やプレッシャーなどのストレスで行き詰まったら、一度自分という個の視点から離れてみるとよいと思います。個の視点から離れられただけで気分転換にもなり、随分と気持ちはラクになります。

一概には言えないかもしれませんが、例えば相手を思いやって生きるということは一見すると相手のためのようですが、実は自分という個から離れて生きているので、気持ち的にラクに自分が生きることができる、そんな側面もあるのです。これと同じように、広い視野に立って行動することも自分が生きる上で、ラクな意識のスタンスというわけです。

そして、とらわれているものがほとんどない究極的な広い視野である〝頭が空っぽな状態〟〝心が空っぽな状態〟に一時的にでもなれれば、さらにスッキリとしたクリアな感覚になれると思います。

そしてもっと〝純度の高い空っぽ〟を至福な状態として経験している人もいるのです。

頭が空っぽな状態。それは自分のいのちに根ざしながらも個を超えていく状態。そしてその空っぽの純度が高ければ高いほど漠然とした何かに自分の意識が還り、いのちがリフレッシュして蘇るような、そんな状態です。ぐっすりとよく眠ったあとの感覚に似ています。

意識しなくても、私たちは自然に頭が空っぽな状態になったりしていますが、どうしても雑念などにとらわれてしまっているときは、マントラ呼吸や自分なりのやり方でスッキリしてみてください。ちなみに私はヨガのポーズや呼吸、瞑想などでこのような状態にアプローチしています。クリアに生きていることそれ自体がとても幸せなことなのです。

心の毒出しができる

自分に〝じっくり〟くれば、こんなにラク

雑念や心のわだかまりは、生活の中で生まれたり消えたりしているわけですが、こうした頭や心のモヤモヤが続くのはとても辛いことです。そんな苦しい嫌な経験からこのモヤモヤが毒と呼ばれることもありますが、もう少しよく見てみるとモヤモヤは自分という〝個〟を経験している状態ということができます。

それは、自分という個の、そのときのあり方によって現れる現象的な側面が、モヤモヤにはあるからです。私たちが経験する苦しい嫌なモヤモヤ、ここでいう

「毒」は漠然とした不安や悲しみ、頭から離れない考えごと、怒りや嫉妬、後悔などがあります。

また自分の外側の現象に自分の存在価値のようなものを置いているために不安定になりやすく、そこからそうした否定的なものが生まれていることもたくさんあるように感じます。誰にでもありがちなことですが、そこに偏ってしまうと行き詰まってしまうことがあるということです。

ただ誰にでも自然な感情の動きというものはあるので、たとえ否定的な感情や思考に自分がなったとしても、「そういうこともある」と自分の状態を受容して流せばよいだけです。そうするとそこにとらわれずに済むので落ち着いていることができます。

つまり、自分を生きづらくしている不安などのネガティブな流れや過度に偏った状態から意識的に降りてみるということです。このようにわざわざ意識しなくても自然にそうしている人も多いのではないでしょうか。

ここでまた「こんなことを考える自分はありえない」などのようになると、執着がさらに強くなってしまうので、「まぁ そんな自分もいるのか～」というくらいでちょうどいいのです。そうすると、ここでワンクッションができるので落ち着きを取り戻し、いままで自分の中で偏った状態（過度なネガティブもポジティブも）に感じていたことが、その質をニュートラル（中庸）なものとして、自分の中での捉え方が変わります。

なかなか理屈通りにはいきませんが、考え方として持っておくとラクなときがあります。

心の毒とは、しっくりこない不協和音

毒の5カ条

一．それは私たちが自分という〝個〟を生きているから経験できるもの

一．それは自分の考え方、こころのあり方、さらに奥深くの自分のあり方によって生じている

一．それはいつでも途中下車できる。

※各駅〝毒電車〟。この場合は適度に毒とつきあいながら自分を磨いている

※特急〝毒電車〟の場合はしばらく乗ることも。ただ目的地に着いたときは相当自分が磨かれているケースもある。

一．毒からのメッセージは自分のあり方を改めて見つめるきっかけとして利用可能

一．毒からのメッセージで自分のあり方がよりしっくりくる方向に向いたら、「あらま！　毒はお宝に大変身！」

毒は主に自分にしっくりとこないことから生まれる不協和音のようなものでもあり、それはある意味自分の〝あり方〟を自分にしっくりしたものへと向けていく、そんなメッセージ的な色彩としても使えると思うのです。自分のあり方を磨いていくようなそんな感じです。

つまり「毒出し」とは、毒との関わり方で、実は自分が受け入れられる領域を広げているときに生じる副産物としての性格があり、また自分のあり方を磨いていくのに役立つメッセージ。もし自分が望めば、そこにはお宝の可能性が爆睡しているのです。

マントラ呼吸法では、マントラを唱えることや呼吸法などといったそれぞれのステップを単独で行ったり、組み合わせて行ったりすることで、そうした毒と感じる状態から、自分を一度降ろしてクリアな状態にして、さらにより空っぽな状態になっていく、そんなアプローチなのです。

そこには、自分といういのちのペースを取り戻せる、自分のいのちに還る、そんな幸せがあります。

言うなれば、自分という枠のある個と、究極的に枠のない広い視野の空っぽを、行ったり来たりして人生を生きているということなのかもしれません。

本来の自分に還る時間

仕事が立て込んでいたり、家事が忙しかったり、試験勉強をしていたり……。

２０１４年現在の日本ではこのような社会の激しい流れが、とても色濃い状態だと思います。締め切りや期限などに追われるようにして私たちは生活していることが多いわけですが、私が子どものころは田舎育ちということもあって、やることをやったら、ゆったりする時間が生活の中にしっかりとありました。

田んぼでめだかやザリガニを見たり、男の子たちと野球をしたり、お友達と長電話をして親から注意されたり……。そんな記憶があります。

そんな〝ゆとり〟の中から自分にとって大切なものを見つけたり、特に何をしていたわけではないのに物凄く充実している時間を過ごしたりしていたのです。

今の世の中と比べると個人が自由に使える時間が多く、暮らしに時間的なゆとりが含まれていた時代だったと思います。そうしたゆとりはかけがえのないものので、自然に〝自分に還ることができる〟、そんな役割を果たす貴重なものでした。

ここでの自分に還るとは、自分にしっくりしながら生きている、そんな意味です。

いつのころからか社会的に、時間が空くとその時間を埋めるかのように行動する流れが強くなって、具体的に何かをしていないともったいない、具体的なかたちがないと耐えられない、極端な場合は、不安になるケースを見ることがあります。

特別な用事や目的のない状態の中にも同じようにある充実を見いだすことが置き去りにされているのかもしれません。

ですが、そんな空白のような時間が自分をしっくりとした状態に戻してくれるのです。自分にしっくりする感覚に戻れずに生きていくと、だんだん自分との乖《かい》離《り》が大きくなり苦しい状態になってしまうこともあります。そういう意味で〝自分に還るゆとり〟を持つことはとても大切なことなのです。

思考は思考でコントロールできない

日常生活に目を向けてみると、頭や気持ちがいっぱいいっぱいだと、普段なら簡単にできる、ちょっとしたメールの返信やキッチンの洗いもの、雑用などもなかなか片づけることができません。そういうときは、頭や心が雑多な考えごとや悩みごとで占領されていて、もう容量オーバーになっているのです。

でも、それに気がついたとしても、「この考えごとは先送りして……」「この悩みごとはもう忘れて……」など、頭ごなしに思考を思考でコントロールするのはとても難しいものです。

自分の意図とは別に次から次に考えごとが浮かんでくるので、整理しているつもりが考え込んでしまい、その迷路から抜け出せなくなってしまうこともあります。それは自分の個という枠の中だけで対処しようとしているからです。

こんなときは枠を持たない〝空白〟に委ねることで、自分に還りやすくなります。つまり〝空っぽ〟です。

本当はこうした自分を見失っているような状態に気づくだけでも、だいぶ我に還ることができるし、そんな自分を受け入れるだけでも癒されると思います。

こうした自分の雑多な状態から空っぽな状態へのアプローチとしてマントラ呼吸法を行っていくわけです。自分という個をクリアにしていくことで、よりしっくりとする自分に還り、さらに枠のない空っぽへという流れになります。自分に還れると自然と確かな実感やゆとりが生まれてくるので、それまでよりも落ち着いて物事に対処できるようになります。

自分に還るとはクリアな感覚、スッキリ感、しっくりくる感覚とお考えください。疲れなどでどうしても眠いときは、ぐっすり眠ってしまうのがとてもいいことです。

ゆとりへの旅

マントラ呼吸法
↓

スッキリする

↓

自分に還る・空っぽになる

↓

余裕・ゆとりに繋がる

誰でも自分を見失いがちな状態になることはあります。意図してクリアな状態にアプローチして、自分に還ることで余裕・ゆとりに繋げていきましょう。

生きる力が沸いてくる

ネガティブでもポジティブでもないクリアな状態

思考に心がついてこない　自分にしっくりくる感覚に戻れたり、空っぽな状態に身を委ねられると、今まで気になっていたことやストレス、こだわっていたことからだいぶ解放されるので、それまでよりも〝力が抜けた状態〟になります。

そうなってくると自分とまわりとの一体感を自然と感じられたり、今の自分を「そういうものとしてある」ような、そんな状態になれます。このような状態になってくると自分の内側にある〝生きる力〟が呼び起こされ、生きやすさが出てくるのです。

私たちが生きている中で、ネガティブに感じることやポジティブに感じることはいろいろあります。ついネガティブに考えるクセがあったり、ポジティブであろうと頭で意識してみたり。でも、結局自分の心がついてこないで、空回りしてしまい、自分のしっくりくる感覚と離れていき、生きる力や生きる意欲といったエネルギーが枯渇してしまった経験のある人もいると思います。

ここで私が伝えたいのは、ネガティブに考えるクセや意図的にポジティブであろうとするクセ、そんな流れを超えたところにある、自分にしっくりくる状態やクリアな状態、空っぽな状態にこそ、生きる力が宿っている、ということです。生きる力がみなぎれば、自分の奥深くから生きようと自然と思えたり、生きている実感を持てるようになります。

頭（意図）で対応できる範囲はそのように対応し、それではどうにもならないなと感じたら、空っぽに身を任せて、ほんとうに実のある生きる力・エネルギーを自分の内側から蘇らせることが大切だと感じます。

自分という枠のある個と、究極的に枠のない空っぽがしっくり重なったとき、それは生まれるのです。もっといえば空っぽな状態で生きていれば、生きる力が枯渇しにくく、元気でいられる、そのように思います。

ネガティブとポジティブも根っこは同じ

ネガティブもポジティブという現象もそういうものとして見つめ、ただ流せばよいだけです。自分のまわりで変化する環境や自分自身の状態（思考・心身）の変化を〝そういうもの〟として生きるということです。〝そういうもの〟として生きれると、力を抜いて、自然体で生きやすくなるのです。

考えても考えても答えが出なかったり、落ち込む一方だったりするときは、意識を思考から空間（空っぽのマブダチ）に向けてみてください。見るとはなしに空間を見つめることで空っぽな状態になりやすくなります。

ここでは空っぽになることが大切です。これで空っぽになれれば、マントラを唱えなくてもＯＫです。空間を見つめてみたけれど、雑念や心のわだかまりがまだ出てくる場合は、一度マントラを唱えて、言葉を唱えている自分や音そのものに意識を集中するとよいでしょう。

ネガティブやポジティブという発想は、あくまでも〝自分というフィルター〟を通して解釈し、その状態や出来事を評価してネガティブになったり、ポジティブになったりしているわけです。

どうにもならなかったり、行き詰まったりしたら、〝自分というフィルター〟つまり〝個〟を超えて空っぽになることで、その状況を超えていく。そんな試みなのです。

〝個〟と〝空っぽ〟を行き来して生きるということです。

最初から空っぽに近いクリアな状態で生きていると、自分という個によって生じてくる摩擦も少ないのかもしれませんが、それはその人がどのように生きたいのか、どのような経験がしたいのかによってそのスタンスが変わります。ただこれはどれが一番よい生き方かといった価値基準的な発想とはまた異なる領域になります。

私の好きな言葉に「なるようになる」というものがあります。

これも個として生きて、行き詰まったら空っぽに委ねる。その流れを感じます。

〝そういうものとして生きる〟とは、ネガティブやポジティブといった特定の評価や価値判断を超えて、自分に根ざしていのちの確かさを実感しながら生きやすい、そんな状態です。そんな幸せな状態がそこにはあります。力の抜けた自然体な生き方なのです。

ひらめき力がアップする

自分専用の〝羅針盤〟が発現する

マントラ呼吸法を行うことによって意識がクリアになると、「自分にしっくりくる」という感覚をつかめるようになります。そこから生まれる自分の〝いのち〟との一体感・確かさには、何ともいえない充実感があります。

このような状態にあるときに生まれる「視点」や「発想」は、私たちをよい方向へ導いてくれることが多いものです。

つまり、自分専用の〝羅針盤をもつ〟ということです。

ここでのよい方向とは、自分が納得いく状態であったり、希望を感じることができる状態であったり、安心感がそこにある……という状態です。

クリアな自分に声をかけることで、その視点・発想は生まれます。雑念で頭が乱れた状態のときは、マントラ呼吸法でまずクリアな状態にし、自分に声をかけていくのです。


たとえば、身近なところから例をあげると――

クリアな状態のときに、「今日のランチ、何食べたいかな～」と自分に声をかける　↓「豆腐にピン！ときたぞ～」となります。

「どんな言葉で相手に伝えようか」↓「あ～、気持ちを大切にして伝えたいな」「今度の企画どうしよう」↓「そうだ！　もっと喜びの輪が広がりそうな内容でやってみようかな」「今回は自分をそのままぶつけてみよう」

という調子です。

つまり
マントラ呼吸法をする
←
雑念から降りる
←
クリアになった自分に声をかける
←
自分がしっくりくるものがひらめく
←
しっくりした自分を生きる（行動する・そうある）

という流れです。

もちろん雑念や考えごとなどがなく、自分がスッキリしているのであれば、そのままの状態で決めていくのが最も自然なことです。

ちなみに、クリアな状態になろうとして、過度に意識して意図的にその状態に近づこうとすると、逆に自然な感覚が失われてしまいます。そのときは、自分に無理がなくできる流れで、「自然体」を深めるような、自然と深まっていくような……、そんな感覚が得られるように進めてみてください。

私はヨガのレッスンのときに、「自分の心身の声を聞きながら行ってください」とずっと言い続けています。ここでいう心身の感覚とは、たとえば、指を伸ばしたときの感覚だったり、筋肉や丹田に力を入れたときに感じる身体的な感覚だったりします。しかし、さらに広げて、日本で昔からよくいわれる〝間〟を感じるような、「空気感」や「全体性」などを感じるようなことも含まれています。

〝空っぽな状態〟から生まれるインスピレーション（ひらめき・直感）

私たちが「ひらめき」「直感」といったインスピレーションを受けるときのシチュエーションはどんな感じでしょうか。

たとえば、ひとつのことをずっと考え続けてその延長線上で「あ、そうだ！」

と気がつくケース。

またはは特定のことが頭の片隅にあって、歩いていたら自然とアイディアや解決策などが舞い降りてくるケース。

あるいは、何の繫がりがあるのか分からないアイディアが唐突に浮かんでくるケースなど、いろいろとあると思います。


とても広い意味では、自分が意識していることも、意識していないことも繫がっているので、分けなくてもいいのですが、ここでは自分という「個」の意識をベースにして、ひらめきの事例を分けてみます。

◆自分が意識して答えを求めてひらめいたケース

・あることに意識を向けて考え続けていたらひらめいた
・あることに意識を向けて考えていたが、途中で考えごとを切り上げて他のこと（例えば散歩など）をしていたらひらめいた

◆自分が意識して特定の答えを求めていない（空っぽな状態）なのに唐突にひら

めいたケース
・なんだか、突然、海に行きたい
・なんだか、これをしておいたほうがよさそう（もしくは、何もしないほうがよさそう）

後者のように空っぽな状態から生まれる自分自身へのしっくり感は、自分が生きていく上での確かな羅針盤になり、自分にとって納得のいくよい方向へと導いてくれます。

空っぽな状態に舞い降りてきたアイディア（ひらめき）は、今の自分のとらわれや個というスケールを超えた、もっと広い視野でのあり方や方向性を示してくれる宝物なのです。

判断力・決断力がアップ

〝空っぽ〟や〝クリア〟な状態は、特定のものへの偏りの少ない状態です。ものごとをフラットに感じるのにとても適した状態といえます。中庸にものごとを把握し、ひとつのことを多面的に見ることにも繋がります。

頭を空っぽにすると、自分がしっくりしていて、自分のなかの〝いのち〟の感覚が鮮明になるので、そのときの自分にとって何を選ぶのがよいのかをスムーズに決断しやすい状態になります。

フラット（中庸）に判断して、自分の〝いのち〟がしっくりくる感覚に根ざして決断できるのです。「自分という特徴のある〝個〟を中庸に生きる」ということです。

〝空っぽ〟が頭を調和してスッキリ！

ぐっすりとよく眠ることができた朝は、心身ともに軽やかで、解放感とともに気力も満ち足りて目が覚めることがあります。これは特定の考えごとから頭が解放されて意識がクリアになり、心身がリフレッシュできた状態といえます。

睡眠のように長い時間、しかも深く解放されるのは難しいかもしれませんが、マントラ呼吸法もこれとよく似ていて、クリアな状態、空っぽな状態へとアプローチできます。

マントラ呼吸法で〝頭が空っぽ〟な状態に近づくと、まるで頭の中が整理されたかのように、考えごとや雑念といった想念が減り、摩擦もだいぶ消えていきます。こうした状態になることが、精神的な疲れやストレスから私たちを解放してくれることにつながります。

自己実現ができる

幸せの5ステップ

ステップ1・2　土づくり

・マントラ呼吸法で、頭と心が空っぽな状態になるようアプローチします。
・頭も心もスッキリ、しっくりした状態になると、自らが満たされ、新しいエネルギーが湧いてきます。

ステップ3　芽生え

頭と心を空っぽにしたニュートラルな状態で浮かんできた欲求は、より自然な自分に根ざした〝やりたいこと〟です。

その欲求は全然大それたことではなく、「あのお店に行ってみたい」という小さな好奇心だったりします。しかし、それでいいのです。ここで大切なのは、ニュートラルな状態に根ざした欲求が〝芽生えた〟ことですから。

心身が疲れているときは、そんな好奇心すら浮かばなかったり、浮かんでも「疲れているから、また明日にしよう」と思ったりしがちです。だから、「やりたい」「やってみよう」「おもしろそう」という気持ちになったり、具体的なアイデアが浮かんできたりしたら、その芽生えに改めて意識を向けてください。その小さな〝いのち（欲求）〟の芽生えの実感は、きっと歓びへと繋がっていくでしょう。

ステップ4　発育

自分の欲求ややりたいことを明確に感じられると、自然と、次に何をすればよいのかが分かり、道筋を立てて行動に移しやすくなります。そうやって、実際に行動している状態が〝発育〟です。

「やりたい」という気持ちがあっても、思い立ったそのときに行動に移せないものは、その後もなかなか実践できません。だから、思い立ったタイミングに思い切って乗ってみることが大切です。

動きたいのにどうしても動けないときは、マントラ呼吸法に戻って今一度、雑念を払い、頭や心を空っぽにして、飛び込んでみるのもＧｏｏｄ！

このとき、心の明るさや心身の身軽さがあると、さらにものごとを前に進める上でとても力強い味方になってくれます。そしてプロセスそのもの（行動している状態）を満喫し、楽しめたら◎

ステップ5　実り

自分が行動して創りあげた状態に〝ある〟ことが〝実り〟です。たとえば、前から行ってみたかったお店の中で実際に買い物をしている状態――など。

ただ、結果が最初に自分が望んでいた〝かたち〟通りではないこともよくあります。それは行動に移していく過程で、自分にしっくりくる感覚に忠実にものごとを選んで行動していったら、表面的な〝かたち〟は違うものになってしまったということもあるからです。

どういうことかというと

ステップ1　頭を空っぽにする（土づくり）
↓
ステップ2　エネルギーが集まりやすい状態になる（土がよい状態に）
↓
ステップ3　自分が本当にやりたいことが自然に芽生える。（芽生え）
↓
ステップ4　実感としてわかり、行動に移しやすくなる。（発育）
↓
ステップ5　自分にしっくりするものを選び行動（結果）に〝ある〟（実り）

結果は、自分が初めに望んだ〝かたち〟ではないときもありますが、それはそのときの自分にしっくりくる感覚に照らし合わせながら、自分にできることをひとつひとつ行動に移していった結果です。つまり、しっかりと自己実現をしていった結果だということです。表面的な〝かたち〟は異なっても、「自分らしく生きた幸せ」や「自己実現していった幸せ」がそこには既にあるのです。

なりたい自分になれる

究極のダイエットが可能になる

ダイエットという言葉は、私たちにとても馴染みのある言葉です。一般的には「ダイエット＝やせる」というイメージがあると思いますが、もう少し詳しく見てみると、英語の辞書では、ダイエット（diet）は「規定食」と定義されています。

これは、「体を健康な状態にしていく目的の食事の調整・食事の面からの治療（肥満防止などの食事制限）」という意味になります。その他には「日常の食事」、別の使い方で「国会」というものもありました。

つまり、私たちが使う「ダイエット」という言葉の本来の意味は、健康的な状態を意識したものであることがわかります。そう考えると「ダイエットする」とは、「健康になる」「健康を維持する」ということになります。美容などの意味でも使われていますが、この流れで考えると、ダイエットとは健康から生まれる美しさ――「健康美」ということになるでしょう。

健康になっていく過程で、体重が減っていく状態がとても印象的だったので、「ダイエット＝やせる」というイメージが生まれたのかもしれません。

マントラ呼吸法は、どのように ダイエットに繋がるのでしょうか？ ここでのダイエットは「健康体・健康美」ということになります。

マントラ呼吸法でアプローチしていく〝空っぽ〟な状態は、自分の深いところからくる〝じっくり感〟に繋がります。自分がクリアで、しっくりした状態でいるときは、自分を深いところから自然に感じられる安心感があるので、食事を必要以上に摂らなくてもいられます。つまり、「我慢しよう」「食べるのをやめよう」などと意志の力を使って禁止するのではなく、自然に無用な食事をしなくなるのです。

逆に過度なストレスがかかっていたり、自分を見失いがちな状態のときは思わず過剰に食べてしまうこともあります。それは、イライラしてやけ食いをしたり、お腹が空いていないときにも食べるといった行動に現れ、それによって心の不満を解消しています。自分の〝あり方〟を自分で調えるというより、外側にはけ口を求めてしまうのです。この流れは、自分が気づいて自分の〝あり方〟を変えない限り、エンドレスになってしまうこともあります。

自然なダイエットの循環が生まれる

頭をからっぽにした、自分にしっくりした状態に慣れてくると、食べなくてもイライラしませんし、逆に、少し空腹ぐらいのほうが調子がいいと感じてきます。実際、満腹になりすぎると、仕事の能率が落ちたり、ヨガがやりにくくなったり、スポーツをしている人は体が動かしにくくなったりという経験に心あたりがあるのではないでしょうか？

少し空腹のほうが調子がいいという経験を一回、二回、三回と重ねていくうちに、それまでの考え方も変わります。「一日三食食べなくてはいけない」とか、お腹が空いていないのに「時間がきたから食べておこう」といった思い込みから解放されます。「今、お腹が空いているかな？」「これを食べたいのかな？」と自分の心や体の声を聞いて、判断をすることができるようになるのです。

また、これは人にもよりますが、ヨガなどで心身の状態が調ってくると、脂っこいものや、化学成分がたくさん使われているものよりも、自然素材のものを好むようになることがあります。頭だけの理屈でそうしているというよりは、そのほうが自分の感覚に馴染むといった感じです。なかには肉類などを一切、食べたくなくなったり、ベジタリアンに近い菜食を中心にした食生活を送る人もいます。

このようにして、「ダイエット＝健康美の循環」が深まっていくと、体重が多めの人は、その過程で適度な状態に痩せてくることがあります。

本当に欲しいものがわかる

私たちの欲はどこからやってくるのでしょうか。その欲はあなたの本質に根ざしたものですか？　それとも相対評価のように誰かと比べて、その人より自分が優位に立つことではじめて満たされるタイプの欲ですか？

もしも、本質からやってきた欲ならば、あなたは今のまま〝ある〟だけで満たされているでしょう。周りの評価が高くても低くてもそれに左右されず、自分が心から大切に思えることをコツコツと続けることができます。

逆に相対評価に根ざした欲の場合は、周りの状況（表面的な現象）によって左右されるので常に落ち着かなかったり、いつも満たされなかったりします。または、自分より立場の低い人がいてはじめて満たされるような欲のスタイルになります。

この2つの欲のスタイルの違いを端的にいえば、自分が満たされることが自分で完結できるのか、満たされるために比較する対象が必要かどうかということになります。どの欲がよくて、どれがよくないのか——というジャッジ的な視点ではなくて、ここでは、〝自分の深いところからの生きやすさ〟という感覚に照らし合わせてみてください。それが大切です。

私たちのストレスや悩みごとのほとんどは、自分という〝個〟の視点だけにとらわれ過ぎた「自分をよく見せたい」という自己顕示欲や、つい自分と誰かを比較して「自分だけ損をしたくない」、「自分は負けている。もっと頑張らねば〜」といった無用な競争心から生まれることが多いのです。

つまり自分の外側（現象）に、自分の存在価値のようなものを委ね過ぎてしまっているときです。

だから、頭を空っぽにすると、なかなか欲をかけません。頭が空っぽだったり、クリアな状態だったりするときは、深いところから自然と自分にしっくりとしているので、そこには満たされた安心感が生まれます。すると、自分に本当に必要かどうかもわからない外側にある何かを一生懸命に手に入れようとしたり、相対評価で誰かよりも優位に立とうとすることで、安心感を得る必要が薄れてくるのです。

目の前にある幸せに気づく

さらに、自分にとって本当に大切なもの・必要なものは何かがしっかりとわかってくるので、そうした不要な欲もだいぶ少なくなって、楽に生きられる状態に繋がってきます。

そんなときに、今まで気づくことのできなかった、〝既にそこにあった幸せや豊かさ〟を、ふと感じることがあるのです。

「足るを知る者は富む」という言葉があります。これは古代中国の哲学者の老子の言葉で、「今の自分に満足できる者は、自分の中に既にある豊かさを実感して、満たされているので幸せである」といった内容で、幸せはその人の〝あり方〟によるものだと教えてくれています。

自分の奥深くからしっくりして生きている状態は、その状態そのものが幸せなのです。欲で苦しいと感じるときは〝個〟という枠にとらわれているので、枠

（個）の薄い行動をしたり、枠（個）というとらわれのない〝空っぽ〟な状態になるように意識を向けてみてください。きっと、我執にとらわれた欲も薄くなってくるでしょう。

その方法は、マントラ呼吸法を第一におすすめしていますが、植木いじりでも何でもいいのです。自分がやりやすい方法で自然に行えて、〝空っぽになれる〟ことが一番です。

5章

人生をより幸せにする5つの呼吸法

効果別の呼吸法

自分の健康は自分で守る

マントラ呼吸法を行うことが習慣になってきたら、一歩進んで、ほかの呼吸法にもチャレンジしてみてはどうでしょう。

ヨガの文献によると、人間の一生の間に行う呼吸の回数は、ほぼ決まっているといいます。現代人の呼吸は、浅く、短いものになっていることが多いのです。中には「呼吸ができない」「上手に息が吸えない」という人もいます。浅い乱れた呼吸を続けていれば、体調を崩し、心身の調和も乱れてしまいますね。

ヨガには、免疫力や消化力を上げるためなど、目的によってさまざまな呼吸法があります。以下に、紹介する呼吸法は、意識的に、長さや深さをコントロールして行う呼吸法です。そのときどきの自分の体や心の状態に合わせて取り入れてみてください。

1．神経が鎮まり、免疫力がアップする呼吸法

ナーディ・ショーダナ・プラーナーヤーマ

「ナーディ」とは、動脈や静脈のような「管状の器官」のことで、プラーナ（生命エネルギー）の通り道のことです。「ショーダナ」は「浄化する」という意味。エネルギーの通る気道（管）を浄化して、神経も浄化し、体の右側と左側をバランスよく整える呼吸法です。普通の呼吸より酸素を多く取り込めるので、神経が鎮まり、気分をさわやかにし、心は穏やかになり、免疫力が高まります。

《行い方》

①ラクな姿勢で座り、坐骨をしっかり床に着けて背筋をまっすぐ伸ばす。
②左腕は伸ばして、手の甲を左膝にのせ、肩、腕の力を抜く。目は閉じる。
③右手の親指を右小鼻に、人差し指と中指は眉間に、薬指と小指は左小鼻にあてる。
④押さえている右手の親指を弛めて右鼻孔から息を吐き出す。

⑤吐き出したら、すぐにその右鼻孔から深く息を吸って、親指で右鼻孔を閉じる。

⑥次に、押さえている左手の薬指と小指を弛めて、左鼻孔から息を吐く。

⑦吐き切ったら、ゆっくりとその左鼻孔から息を深く吸い、吸い切ったら、左鼻孔を閉じる。

⑧そして右鼻孔からゆっくり吐く。

④～⑧を1回とする（右で吐く→右で吸う→左で吐く→左で吸う→右で吐く）。吸う息と吐き息は同じ長さで行うこと。3～12回くらい行うとよい。

ナーディ・ショーダナ・プラーナーヤーマのやり方

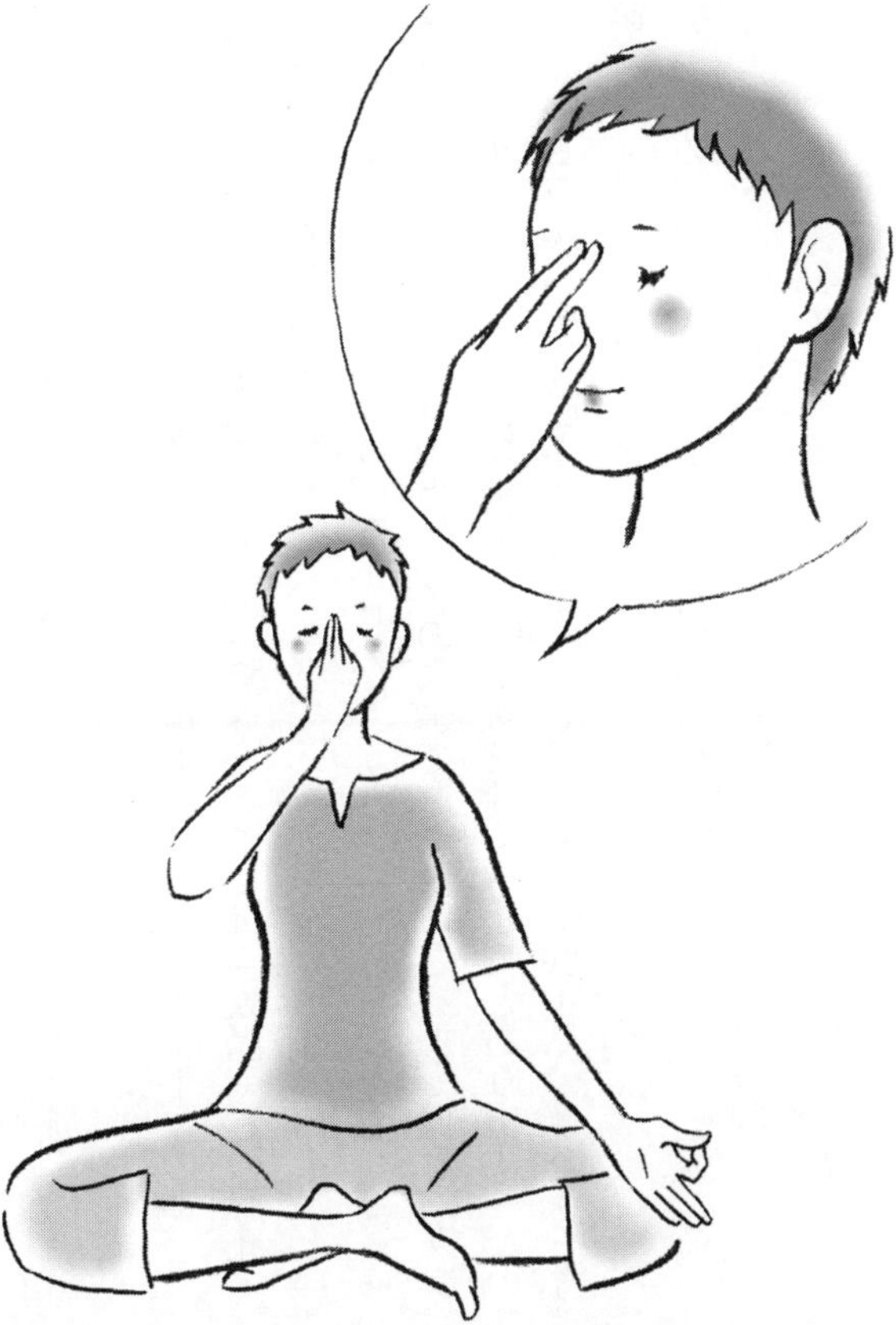

2. 消化力を高め、神経を元気にする呼吸法

スーリヤ・ベーダナ・プラーナーヤーマ

現代ヨガの主流である「ハタ・ヨガ」の伝統的なプラーナーヤーマのひとつ。「スーリヤ」とは、「太陽、太陽神」という意味。ここでは「太陽、右の鼻孔、ピンガラー」のことを指しています。「ベーダナ」は「貫く、通す、開く」という意味です。「ハタ・ヨーガ・プラディーピカー」では、「右の気道をもって、ゆっくりと体外の気を吸い込み、毛髪とツメの先までも気がこもるまで保息（クンバク）し、それをゆっくりと左の気道をもって気を吐くべし」とあります。この呼吸法は、いつも右鼻孔から吸って、息を止めて、左鼻孔から吐く、という一方通行の呼吸法です。

消化力を高め、神経を元気にさせる効果があります。

注）高血圧気味の人や心臓病の人はクンバク（息を止める）をしないで行うこと。

《行い方》

①ラクな姿勢で座り、坐骨をしっかりと床に着けて、背筋をまっすぐ伸ばす。左腕は伸ばし、手の甲を左膝にのせ、肩・腕の力を抜く。目を閉じる。

②右腕は曲げ、右手の親指を右小鼻に、人差し指と中指は眉間にあて、体の中にある息を吐き出し切ったら、薬指と小指は左小鼻にあてる。

③押さえている親指を弛めて、右鼻孔からゆっくりと息を吸う。お腹を膨らますように。

④親指で右鼻孔を閉じて、のどを閉めて、息を止め（クンバク）、ムーラ・バンダ（肛門を締める）も行う。

⑥苦しくならないくらいまでにクンバクしたら、のどと肛門を弛め、左鼻孔を押さえている薬指と小指を弛めて、ゆっくりと息を吐いていく。

②～⑥で1回とし、5～10回行う。

吸う息と吐く息は同じ長さで行う。規則的でゆったりしたリズムで行うこと。

3．眠気を覚まし、活力を増進させる

シートカーリー・プラーナーヤーマ

「シーという音を出す」という意味の呼吸法で、鼻ではなく、口から息を吸います。息を吸うときに「シー」という音がするのでこの名前がつけられたそうです。

体を冷やす効果もあります。

《行い方》

①ラクな姿勢で座り、坐骨をしっかりと床に着けて、背筋をまっすぐ伸ばす。両腕を伸ばし、手のひらを膝にのせ、肩、腕の力を抜く。目は閉じてもいいし、呼吸に意識が集中できれば開けていてもよい。その場合、視線はどこか一点を見つめるようにする。

②自然呼吸を3～4回してから、鼻から、体の中にある息をすべて吐き出す。

③上下の歯で舌先を軽くはさみ、唇を左右に開く。

④歯のすき間からゆっくりと途切れないように「シー」という音を立てて息を吸う。

⑤息を吸い終わったら、口を閉じて舌を自然に戻し、鼻からゆっくりと静かに息を吐き出す。

②〜⑤を1回とし、5〜6回くり返す。慣れてきたら20回くらいくり返す。

※息を吸ってから保息（クンバク）して、苦しくなる前に息を出すやり方もある。

※舌先を上の歯茎につけて行うやり方もある。

4. エネルギーをチャージする呼吸法

おめざ呼吸

1日のはじまり、朝の気分を爽快にしてくれる呼吸法です。元気ハツラツに活動できるエンルギーを体にチャージすることができます。

朝、生まれたての新鮮な空気に触れることができるように、窓があれば開けて行いましょう。

《行い方》

①両足を揃えて立ち、足の裏に意識を集中させる。

②腰(仙骨)を立てる。

③足の裏で床をしっかりと踏みしめて、頭頂が天井から引っ張られるような感じで肩、腕の力を抜く。

④両鼻孔からゆっくり息を吸いながら、両手を左右から大きく上げて足先たちになる。5~7秒かけて吸い切ったら息を止める(クンバク)。

⑤両鼻孔から息を吐きながら、10秒かけてゆっくり両手とかかとを下ろし、呼吸を整える。

④～⑤を3～5セットくり返す。

※意識を土踏まずに置き、そこから吸い込むイメージで行う。

※鼻から吐くのが苦しければ、口からでもOK。

5．1日の悩み、ストレスを忘れさせてくれる呼吸法

ムールチャ呼吸

心が1点に集中でき、自分の感覚を超えた自由で心地よい精神状態を味わうことのできる呼吸法です。1日の悩み、ストレスを忘れさせてくれます。

ムールチャとは、サンスクリット語で「忘我解脱」という意味。息を止める「クンバク」を行う呼吸法なので、はじめのうちは難しいかもしれませんが、無理をしないで続けてください。続けることで効果を実感できます。

《行い方》

①ラクな姿勢で座り、坐骨をしっかり床に着けて背筋をまっすぐ伸ばす。

②手のひらを上に向けて膝に乗せ、親指と人差し指で輪をつくり、残り3本指は軽く伸ばす。

③両鼻孔から息を吸う（7秒）。

④吸い切ったら喉を閉めて息を止める（クンバク）（10～30秒）。

⑤これ以上止めていられないところまできたら、喉を弛めて両鼻孔からゆっくりと息を吐く（10秒）。

③～⑤を1回として3～5回行う。

※息を吐くときは、その日にあった嫌なことや迷いも一緒に吐き出すつもりで。

6
章

マントラ呼吸法、もっと知りたいQ&A

Q1 マントラ呼吸法をやっているときに雑念が沸きあがってくるのはどうしたらいいですか？

A 雑念が沸きあがっても大丈夫。まず、雑念があることに気づければOK

私たちは、「考える」という行為をいつも無意識のうちに行なっているので、「何も考えないでいよう」と意識しても、考えるのを止めるのは少し難しいかもしれません。でも、無意識で行っていることを意識下に置くことにも、意味があるのです。それは、無意識のうちに考えていることに気づくことも大事だからです。

常に忙しくて、いろいろなことを同時に考えていて、「立ち止まっている暇なんてない」と思っている人ほど、自分の考えや気持ちを無視しがちです。でも、自分に向き合う時間をつくって、「自分はこういうことを考えていたんだ」ということに気づくのです。

すると、考えなくてもいいことを山ほど考えているのがわかります。もう終わってしまった過去のことを後悔してもしかたありません。将来のことも、どうなるかはそのときになってみないとわからないので……。

そうした考えてもしかたのないことに気がついてみると、「考えるべきことって、これだけでよかったんだ」という整理がついて、思考がとても効率よくできるようになるのです。つまり〝いま〟に意識が向きやすくなります。

もうひとつ、自分に向き合うことの効果は、ふだん、見過ごしがちな自分の〝喜怒哀楽〟に気づくこともできる点です。こうした感情も「忙しい、忙しい」と言っていると、無視しがちです。

でも、自分が怒っていること、傷ついていること、嫌だなと思っていることに気づくと、どうしてそういう感情が起こっているのか、原因がわかってきます。その日、「同僚に上から目線でものを言われたことに納得がいかない」とか、「友達の子どもが優秀な大学に合格したから悔しい」とか……。その原因がわかっただけでも、気持ちがスッキリするでしょう。また逆に自分が何を嬉しく感じるのか、何が好きなのかといったことにも気づきやすくなります。

そうしたアンテナが敏感になってくることで、自分の意識が明るいほうへと向きやすくなります。

考えてもしかたのない「雑念」を考えてしまうのは、無意識の行為なので、沸きあがってきたのはそういうもの、と受け止めます。そして、そんな自分に気づけてよかったと思えたことは、すでにマントラ呼吸法の効果が現れていると思います。

Q2 雑念をうまく流せないのですが、いい方法はありますか？

A まず自分の自然な呼吸に意識を向けてみて

マントラ呼吸法を行ってみて、頭の中に次々と雑念が浮かんでくることもあるでしょう。その雑念を流すといわれても、あまりに漠然としていてわかりにくいかもしれません。

雑念を流す方法は人それぞれで、きっと自分にしっくりくるものがあると思います。この本の1章では、頭の中に空っぽの水槽を描き、その中に想念（思考・雑念）を水槽の外に放り出すようなイメージで行うケースを書きました。このように頭の中でビジョンを描いて行うのもひとつですが、イメージにたよらないやり方もあります。

それは具体的にいま自分がしている自然な呼吸に意識を向けていくことです。

雑念が湧いても、他のひとつのことに意識を向け続けることで、雑念は自然に薄くなっていきます。そして呼吸のように特定のビジョンを持たないものはクリアな状態になりやすいのです。

「雑念が浮かんできたら、また意識を自分の呼吸に向ける」ただこの繰り返しを続けてみてください。体感的に雑念を流す感覚をつかめると思います。

1章で呼吸やマントラに集中するのは、意識を雑念からひとつのことに移すためです。水槽の例をあげているのは、ビジョンを使って自分の頭の中の意識を雑念状態から雑念を捨てた後の状態（空っぽ）へと移す過程がわかりやすいからです。

雑念を流すことはただ、意識を向ける先を移している、ということに気づくと思います。ここでは呼吸やマントラを〝空っぽ〟になるためのアプローチのひとつとして活用しているのです。

Q3 1日に何回やってもいいですか？ やればやるほど効果がありますか？

A 何回でもOK　自然体ではじめましょう “空っぽ”な時間が長いほどスッキリを実感できるはず

マントラ呼吸法は、いつでも、どこでも、心地よい範囲で、一日何回やっても大丈夫です。最初のうちは、“空っぽ”な時間は短いかもしれませんが、しだいにその感覚にも慣れてきて少しずつ5分、10分と時間も長くできるようになってきます。

感覚がつかめるまでは何回も何回もトライしてみるといいでしょう。生活の中で少しの時間をみつけて自然体ですっとはじめることが続けやすさの秘訣です。ここで大切なのは心地よい範囲で行うこと。無理になる前の適度なところで切り上げます。また、1日の中で時間を決めておくと、はじめるきっかけになると思います。

朝起きたときに、頭をクリアにして一日をはじめる準備としてマントラ呼吸を行うとか、午後、うとうと眠くなってきたら、マントラだけを声に出して唱えて意識を覚醒してリフレッシュに繋げて、その後の作業効率を上げるために行うとか、夜寝る前に、頭と心の中の大掃除のために行うのもよいでしょう。

〝空っぽ〟になっている回数が多かったり、1回の時間が長かったりするほうが、すっきりするなどの効果が大きいといえます。

私が、インドに修行にいったときは、1回60分、90分といった瞑想をすることが多く、修行のつわものになると、もっと長い時間行っている人もいました。

でも、一般の人が日常生活で行う瞑想（この本ではマントラ呼吸法）は、そこまで意識を集中するのが難しいこともあると思います。1回で10〜20分取り組んだだけでも十分です。それでも、頭と心の整理ができる効果は十分に得られることでしょう。

ちなみに〝空っぽ〟になっている時間の長さとその質は必ずしも比例しません。長ければ長いほどよいとは一概には言えません。やってみるとわかりますが、同じ空っぽでも〝浅い空っぽ〟もあれば、〝深く入り込んでいる空っぽ〟もあるからです。

これはちょうど浅い眠りと深い眠りに似ています。そのときの自分の状態にもだいぶ左右されるのです。浅い空っぽを長時間続けるよりも短い時間でグッと深い空っぽに入り込んだときの方がだいぶすっきりすることもあるからです。ここでは、あまり空っぽに効果を求めたり、空っぽの質をジャッジするのではなく（雑念になってしまうから）、ただただ行っていくことを大切にしてみてください。

Q4 マントラ呼吸法をするときの服装はどんなものがいいですか？

A どんな服装でもOK！できれば体がラクにできるものがおすすめ！

何かをはじめるときに、スタイルから入りたいという人もいますが、残念ながらマントラ呼吸法にはそういったものはありません。それは極力難しくしない、シンプルに自分がいるだけでできるものにしたかったからです。

とくに必要なものも、この服装がいいというものもありません。気軽に、いつでも始められるのがマントラ呼吸法のいいところ。仕事中であればスーツスタイルでもOK！　お風呂の中でもOKです。

ただし、よりリラックスした気持ちで行なった方が、呼吸による空気（息）や気の循環もよくなりますし、集中もしやすいので、可能であれば、体を締めつけない、ゆったりとした服装を選びましょう。スウェットやジャージなど、お好きなものでどうぞ。

ちょっと、おしゃれをしたいという人には、マントラ呼吸法はヨガの呼吸法がベースにもなっているので、ヨガのウェアもおすすめです。

ゆったりした服装でないとうまくできないと思ってしまうと本末転倒ですから、基本は、どんな服装でもいいということを頭に入れておいてください。マントラ呼吸法は、普段使いできるところがメリットです。

Q5 まわりの雑音が気になって集中できません。好きな音楽を聴いてもいいでしょうか？

A その音楽を聴くことで、集中したり何も考えない状態になりやすいものがいいでしょう

どんな状態が集中しやすいかも、人によって個人差があります。ザワザワとした人混みの中では集中しにくいという人もいれば、まわりがどんなにうるさくても関係ないという人もいます。

実際、頭と心が「無」のような何もない「空っぽ」の状態になれれば、まわりの音が耳に入らない、または耳には入っているんだけれど、だいぶ気にならない状態になります。「心頭滅却すれば火もまた涼し」ではないですが、車や人の行き来が多い街のど真ん中にいても、スッと自分だけの世界に入ることができるのです。

その反対に、「静かすぎると、どうも落ち着かない」という人もいます。やはり、普通に考えれば、うるさい環境より静かな環境のほうが集中しやすいかもしれませんが、人によっては、「シーンとしているのはどうも……」ということもあります。

どんな環境にあっても、自分は「集中しにくいな」と感じるのであれば、好きな曲を流して、外界と繋《つな》がりながらも、集中したり、空っぽになりやすい環境づくりをするのもいい方法だと思います。その場合、歌が入らないものがいいでしょう。歌詞が耳に入ってくると、どうしても言葉から連想が沸いてきて、よけい、いろいろと考えてしまうことになりかねません。また、思い出の曲や大好きすぎて思い入れの強い曲などは、特定のシーンや感情が沸いてくるので避けたほうがいいでしょう。

この場合の音楽は、それを聴くために使うのではなく、あくまでも、集中して空っぽになっていくためにかけ流すもの。心地よく落ち着ける自然の音、環境音楽、好きでも嫌いでもなく気にならない単調な曲で行ってみるといいでしょう。

あくまでも、意識を自分の内側に向けて空っぽになっていく、周囲と一体化していきやすくするための手段として、音とかかわってみるといいでしょう。

Q6 つい忘れてしまう日があり、毎日できないのですが……

A マントラ呼吸法は義務でも決まりごとでもありません 自分がやりたいときにやればＯＫ。その感覚が大切！

マントラ呼吸法は強迫的に行うものでは一切ありません。まったく逆で、自然に、ゆったりとしたスタンスで行うものです。しなくてもいいけど、なんかいいからやっているくらいがちょうどいいです。自分がやってみて、「あれ、いい感じだぞ？」と思えたら継続的に行うのがとてもいいと思います。あくまでも自分の実感ありきではじめてみてください。

たとえば、自分の調子がよくてクリアな感覚をしばらく維持できていて、マントラ呼吸法をする必要さえ感じずに忘れているときもあると思います。そんなときは何もしなくても自分が自然なよい状態であるわけですから、それはそれでいいのです。

あまり無理に「続けなければならない」のようなスタンスでいると、そのこと自体が執着になって逆効果にさえなります。あくまでも自由です。「雑念が浮かんでつらい、クリアになりたい、空っぽになりたい」そう感じたらすればよいだけです。自然の流れに委ねることもとても大切なことなのです。

もし「やるとスッキリする」「気持ちがよい」と自分で感じて継続していたとしたら、それはある意味、実感のある心と体のデトックスになっているのでしょう。実際にそういう人はたくさんいると思います。

効果は一日やっただけでも感じられますが、毎日毎日いろいろなストレスが溜まっていく人もいると思います。そんなときは、マントラ呼吸法を活用していくと、頭や心がどんどんお掃除されてクリアになるので、より快適に、ラクに暮らすサポートになると思います。

いずれにしても神経質にならず、自然に行うことが最も大切なことです。そのゆとりが幸せにも繫がってくる心構えです。

Q7 マントラ呼吸法の効果はどれくらいから出ますか？

A 集中できれば、はじめてでもスッキリした爽快感が得られる

マントラや呼吸に意識を向けて集中できれば、それだけでも雑念から解放されてラクになることができるでしょう。マントラを声に出して自らに響かせることで頭も覚醒（目が覚めるような状態）し、スッキリすることができます。さらに頭で何も考えない空っぽの状態にどれくらいの時間いられるか、どれくらい深く入り込めるかによって、その影響は変わりますし、個人差ももちろんあります。頭の中の荒い乱れた状態を調える意味でもとても効果的です。

最初のうちは、気分がスッキリした、頭がクリアになった、気持ちが切り替わってやる気が湧いてきた……といった、ちょっとした変化を味わって実感を深め

ながら行うのがいいでしょう。意識もとてもクリアになるので、自分の小さな変化にも気づきやすく、終わったあとの自分の心身の状態を十分に感じてみてください。あまり変化や効果にとらわれ過ぎると、せっかくのクリアな状態や空っぽな状態が移ろってしまいますので、ここでは自然と感じられる範囲で十分です。

意識を集中させるために丹田呼吸をした場合、普段の自然呼吸が深い呼吸に切り替わるので、気血の流れが促され循環がよくなります。深い呼吸は副交感神経を刺激して心身をリラックスした状態へと導きます。凝っていた肩や背中の張りがやわらかくなっているのを感じることもあるでしょう。ちなみに副交感神経は自律神経の1つで、休息の神経とも呼ばれていて、夜寝ているときやリラックスしているときに活動が優位になる神経です。また細胞の修復作業を行ってリフレッシュしてくれます。

さらに続けていくと、その効果は心身の両方にたくさん現れてきます。4章にもまとめましたが、心身の不要なものがデトックスされます。頭は考えなくてもいいことやストレスから解放されるので、考えたいことに集中でき、また自分にしっくりしてくると、自分のやりたいことも少しずつ実感できてわかってきます。

心が重荷やストレスから解放されると、体にもその波及効果が現れて、自然に筋肉の緊張がほぐれ、血流がよくなり、凝りや疲れが減ってきます。またダイエット効果も期待できるようになります。心身の調子がよくなり、安定してくれば、いままで気をとられていた分のエネルギーを「あれやってみよう」「これやってみよう」という新しく芽生えた意欲に注いで、行動に移すことができます。

そうして、心と体だけにとどまらず、食べるものや着るものといった生活のあらゆる面が、自分にしっくりとくるもの・状態へと移ろっていき、より自分らしく生きることに繋がっていきます。

Q8 「本当の自分」って何ですか？

A あるとすれば「自分にしっくりと生きれているのか」ということ

自分というものに、本当も嘘もないように思います。あるとすれば、「自分にしっくりと生きれているかどうか？」ということに尽きるのではないでしょうか。

〝じっくり生きれている自分〟も本当の自分。

〝じっくり生きれていない自分〟も本当の自分。

また〝個〟という枠のある自分も、枠のない〝空っぽ〟な自分もどれも自分といえるでしょう。つまり〝そのままの自分で生きる〟ということです。そして自分にしっくりとくる感覚に意識を向けることができると、生きていることを実感しやすいと思います。

それではしっくり生きるとはどういうことか？　といえば、自分の心やいのちの感覚に根ざしながら生きるということになると思いますが、そうした自分のいのちの声の聞き取りやすい状態が、クリアな感覚であったり、さらに〝空っぽ〟だったりします。つまりそうした状態にマントラ呼吸法でアプローチしているのです。自分の奥深くの〝いのち〟に還るようなものです。

たとえば、そのままの自分、見栄を張って着飾った自分、いろんな自分の状態があります。私はいま見栄を張って着飾ってよく見せようとしているんだなと、自分で自分を自然に受け入れられると、見栄を張った自分はニュートラルな状態へと近づいていきます。ここでのポイントは「見栄や欲を持つ自分をダメ」とするのではなくて、「見栄や欲を持つ自分もいるんだ」とすることで、こうした人間の状態というものに対して中庸なものの見方や、あり方に繋がっていくのです。

まるで逆の方向にみえるかもしれませんが、見栄や欲のある状態をただそういうものなんだと受け入れられたら、中庸になって我に還り、自分の中のバランスを取り戻しやすくなり、しっくりと生きることに繋がってくるのです。

「あ、いま自分は見栄で着飾っているんだ」とすればよいだけです。そのときの自分が着飾りたいから着飾っているただそれだけのことです。なんだかしっくりこなくて疲れを感じてきたら自然とやめるでしょう。頭ごなし、結論ありき、理想とされるかたちありきでは、処理はできても心からの自分の救いにはならないことはとても多くあります。

そんなときにマントラ呼吸法で意識をクリアにしたり、空っぽになってみてください。マントラ呼吸法で心と体を調えることは、きっと自分がしっくりと生きることをサポートしてくれると思います。でも、あくまでも自分ありきであって、方法論はおまけみたいなものというスタンスです。

「自分にしっくりくる感覚」が「自分らしくいる」ということに繋がります。

ちなみにその人にもよりますが、自分らしくいると、その安心感から心地よさや晴れやかな気持ち、何もしていなくても気分がウキウキと明るくなって、笑顔で過ごせる時間も多くなります。すると自然に人とのコミュニケーションがとれやすくなり、人づきあいが苦手と言っていた人もガラリと明るく変わることがあります。

こうした心身の変化は、自分自身のものの見方・考え方、あり方の変化、人間関係やその他のいろいろなことに繋がって、うまく回りだすこともきっとあるでしょう。

深堀真由美（ふかぼり・まゆみ）
宮城県生まれ。深堀真由美ヨガスクール主宰。インドのヨガ協会インストラクター取得。
15歳でヨガを始め、短期大学を卒業後、本格的にヨガを修行。自分の心身の変化に驚きと喜びをそして楽しさすら覚え、積極的にヨガの基本でもある呼吸（吸う・吐く）を「丹田呼吸」として、ポーズ（アーサナ）の中に取り入れ、人体全細胞をリフレッシュさせる『ブリーズィングヨガ』を提唱。2005年11月、長年のヨガの指導・普及が認められ『国際アカデミー賞』受賞。現在TV・雑誌・Webなど幅広い舞台で、ヨガ・インストラクターとして活躍中。
著書に『DVDbook 最速！ やさしいダイエット・ヨガ』『DVDbook 深堀真由美のらくヨガ1週間プログラム』『朝ヨガ夜ヨガたちまち美肌ダイエット』（大和書房）などがある。

だいわ文庫

1分《ぶん》で頭《あたま》が空《から》っぽになる
マントラ呼吸法《こきゅうほう》

著者　深堀真由美《ふかぼりまゆみ》

二〇一四年一〇月一五日第一刷発行

発行者　佐藤靖
発行所　大和《だいわ》書房
東京都文京区関口一—三三—四　〒一一二—〇〇一四
電話　〇三—三二〇三—四五一一

フォーマットデザイン　鈴木成一デザイン室
イラスト　須藤祐子
本文デザイン　朝日メディアインターナショナル
本文印刷　厚徳社
カバー印刷　山一印刷
製本　ナショナル製本

ISBN978-4-479-30502-6
乱丁本・落丁本はお取り替えいたします。
http://www.daiwashobo.co.jp